Protocolo da Acne Volume 2

Published by Francisco Alcaina at Smashwords

Copyright 2016 Francisco Alcaina

Dedico este livro a todas as pessoas que, como meu
filho, sofrem deste problema e decidiram deixá-lo
para trás definitivamente.

Não posso deixar de agradecer minha esposa o
apoio durante o problema de meu filho e a grande
ajuda psicológica que lhe deu.

A atual felicidade compensa nossos esforços.

Muito grato a meus filhos Irene e Gerard por sua
compreensão e carinho.

Capítulo 1

Protocolo da Acne

Protocolo completo que elimina a acne agindo do interior de seu corpo.

Para resultados ótimos, recomendo a leitura completa deste livro e do Volume 1.

Introdução

Bem-vindo.

Se você sofre de acne que pode ser muito perturbador e que influencia sua vida diária de um modo muito intenso, do medo a se aproximar alguém que você gosta, até a ideia que todos olham para você por seu aspecto.

Você não deve se preocupar, aqui eu lhe explicarei o sistema para acabar com a obstinada acne e evitar que se reproduza por toda a sua face. Com este guia acabará com qualquer tipo de acne, seja qual for a extensão e tipo de pele.

Você só deve ter certeza de seguir o protocolo e conseguirá os resultados desejados. A acne pode ser tratada de um modo natural e permanente, sem medicamentos ou cremes caros e sem tratamentos dolorosos ou longos tratamentos químicos.

Sim, você pode consegui-lo!

Eu escrevi este livro depois de procurar e investigar
muito para ajudar meu filho com a acne violenta
dele, ele o tem eliminado definitivamente e alcançou
o objetivo, eu me comprometi com ele a compartilhar
o sistema com outras pessoas que sofrem do
mesmo problema. Eu espero que este livro ajude
muitas pessoas a eliminar sua acne, é um problema
que normalmente surge em uma fase muito sensível
da vida e que pode marcar a pessoa
permanentemente, tanto físico como mentalmente.

Neste sistema não são usados medicamentos ou
cremes caros. Com ele você poderá se libertar de
uma vez por todas da acne e desfrutar novamente
da vida sem se preocupar com suas perturbações.

Sobre o Protocolo

Nós veremos e meditaremos sobre algumas das
razões para seguir este sistema, que eu acredito que
trabalha maravilhosamente, se funcionou com meu
filho (e os amigos dele) também o fará com você.

Este é um protocolo que provou ser efetivo em todos
os casos.

Para fazer isso você deve seguir o protocolo, sem
dúvidas e sem pular qualquer passo, você deve
seguir as instruções à risca e alcançar os resultados

desejados. A maioria dos sistemas ou tratamentos que meu filho utilizou anteriormente eram orientações simples que não indicavam claramente o que fazer, quando, quanto tempo, etc. Assim, neste livro eu vou explicar em detalhe cada passo para fazer, para não ter dúvidas de que podem impedir a implementação do protocolo. Assim eu vou lhe ensinar como, quando e por que fazê-lo dessa maneira em vez de outra.

Todas as indicações são baseadas nas experiências de meu filho, que sofreu muito com esse problema até que milagrosamente encontrou como eliminar a acne total e permanentemente.

Neste guia eu vou lhe explicar essas experiências e os espetaculares resultados do protocolo. Conheço muitas pessoas que lutaram por muitos anos contra a doença, com centenas de visitas a médicos especialistas, tratamentos dolorosos e incômodos e muito dinheiro gasto.

No entanto, este protocolo não é baseado em fantasias teóricas ou pesquisas sem resultados, é baseado na realidade, o que realmente funciona em pessoas, não somos coelhos com quem os laboratórios podem experimentar os seus produtos.

Assim este sistema funciona e é baseada na realidade das pessoas, o que realmente funciona, e não em experiências ou teorias de cientistas que tentam ganhar prestígio à custa das pessoas que sofrem com este problema. Depois de iniciar por conta própria a procura de soluções para o problema da acne descobri como fazê-lo, o principal problema foi que meu filho e seu amigo iniciaram o programa, eles deixaram de lado cremes e medicamentos caros que o dermatologista lhes tinha prescrito e confiaram na sua força de vontade e no sistema.

Este sistema funciona, mas se você é uma pessoa muito negativa com tratamentos naturais é melhor não a iniciar, a mente humana é a mais poderosa droga que existe e se bloqueia a opção de cura, você nunca vai se curar da acne.

Sabemos que por trás dos anúncios de cremes e produtos anti-acne há uma indústria inteira, composta por laboratórios e médicos, que ganham um monte de dinheiro com os produtos, por prescrição e que realmente não curam o problema, apenas o mantem controlado esteticamente, deixando os doentes gastar grandes quantias de dinheiro, desnecessário. Este programa não é nada disso, é um sistema simples para eliminar a acne, feita com base na experiência própria na família e que funciona na maioria dos casos de parentes e amigos que já experimentaram. A verdade é que nem eu nem ninguém da minha família antes se preocupou em procurar uma solução natural para esse problema, apenas a confiança nas soluções médicas e químicas.

Por isso neste protocolo não deve buscar a melhoria estética, o objetivo é equilibrar o seu corpo internamente, porque o resultado externo, como a acne, é um reflexo de problemas internos.

Portanto, para eliminar a acne a partir da raiz é necessário antes o equilíbrio corporal. Agora você sabe que a acne não é simplesmente um problema estético e cosmético, apesar do que laboratórios e médicos querem que você acredite. Não é um simples problema da pele. Neste protocolo se aprofunda na sensibilização do próprio corpo, o equilíbrio necessário para restaurar e manter a sua saúde e evitar qualquer doença, não apenas a acne.

Este protocolo não é apenas sobre nutrição, é muito mais completo.

Neste protocolo é incluído nutrição e limpeza interna, limpeza de órgãos e planos para a reconstrução, através de dieta, mente e estilo de vida, com programas para regular a atividade hormonal e excelentes procedimentos para o cuidado da pele. Podemos dizer que é a solução perfeita para o seu problema de acne.

Neste protocolo, não se confunde as pessoas entre cuidados da pele e cura da acne, coisas muito diferentes.

Devem levar em conta que são objetivos diferentes procurar a causa da acne e tratar a acne externamente para a melhora cosmética, até que ocorra a cicatrização interna completa. Se você já tem acne, durante o protocolo, você deve manter um nível de PH da pele equilibrado, você deve evitar a infecção, você deve evitar apertar os poros e não deve remover espinhas com as mãos ou dedos, você deve evitar a propagação da infecção externa. Você deve seguir este protocolo, que inclui todos os tratamentos para o cuidado da pele. Para curar permanentemente a acne deve evitar a expansão das áreas ainda não infectadas externamente. Este protocolo o garante que a acne vai desaparecer e não se estender.

Este protocolo não tenta dar-lhe uma solução temporária para seu problema de acne, é uma solução definitiva.

É uma solução permanente que também lhe permite manter um estilo de vida saudável para o resto de sua vida. É muito comum pensar que a acne pode ser curada simplesmente, eliminando as bactérias da acne. Nem a acne é curada usando simples tratamentos de pele. A realidade é que o uso de produtos que limpam a pele, todos nós sabemos que isso é temporário, e que a acne vai voltar em breve se continuarmos com os mesmos hábitos alimentares. Há muitos produtos dietéticos que prometem curar a acne através da dieta, mas tudo que você vai ganhar com estes tratamentos é uma depressão e gastar um monte de dinheiro inutilmente. Realmente a única maneira de se livrar permanentemente da acne é adotar novos hábitos e mantê-los, não existem milagres, desculpe. Eu sei que no início do protocolo vai se sentir um pouco desconfortável, mas você em breve vai se acostumar com sua nova rotina e será cada vez mais fácil, natural e até divertido.

É um protocolo muito fácil de seguir.

É incrível a quantidade de informações sobre o assunto que podem ser encontradas na internet, por isso sei que você pode se sentir oprimido por tantas teorias contraditórias e que realmente não esclarecem a questão, o que eles fazem é deixá-lo sem uma solução clara e fundamentada. Então, seguindo a experiência do meu filho e seu amigo eu decidi publicar este protocolo, não tenho a intenção de vender milhões de cópias e ganhar dinheiro, apenas ajudar pessoas como meu filho que sofrem com o problema, eu tive um tempo difícil vendo ele sofrer com os tratamentos médicos e cremes inúteis. A experiência me ensinou que, para alcançar e manter os melhores resultados do tratamento deve ser fácil de fazer.

É por isso que você vai achar que é muito fácil para seguir.

Este protocolo é um sistema único para eliminar a acne, que vai ajudar na cura e na prevenção. Em minhas pesquisas na Internet para tentar resolver o problema da acne do meu filho eu achei apenas programas caros que oferecem apenas promessas, nenhuma realidade. O protocolo fornecido aqui é a solução perfeita para sua acne, não quero me enriquecer com seu problema, ou ser um escritor famoso, apenas quero ajudá-lo com o problema e sentir orgulho de ajudar você. Minha maior alegria é o seu sucesso e saber que o conhecimento adquirido serviu para eliminar sua acne rapidamente e sem causar-lhe problemas financeiros ou pessoais. A maioria dos amigos, colegas e vizinhos que testaram o protocolo antes deste livro estão ajudando outras pessoas com a sua própria experiência e os resultados. O grande número de pessoas que me perguntaram e procuraram minha ajuda me fez compartilhar o protocolo publicamente, encontrar o meio para ajudar tantas pessoas quanto possível foi publicar este livro, econômico e acessível. Se você não pode comprá-lo a baixo custo, pode me solicitar uma cópia gratuita, sem demora vou enviar-lhe um código de download gratuito, o objetivo é resolver o seu problema. Eu ficarei feliz em ajudar você.

Capítulo 2

O Protocolo

A Arma Secreta para Nutrição, Suplementação e Erradicação de Candida

Introdução

Para alcançar uma pele sem acne de forma duradoura, o protocolo deve se tornar uma parte natural da rotina diária.

Seguir este protocolo apenas uma vez não vai eliminar a sua acne. Para alcançar resultados ótimos, o protocolo deve ser combinado com sessões de jejum, limpeza do fígado, técnicas de tratamento do estresse e cuidados diários da pele.

O objetivo principal do protocolo é garantir que o sistema permaneça livre de toxinas, mantendo o funcionamento dos órgãos de eliminação que serão, após as sessões de jejum, mais limpos, rejuvenescidos e regenerados.

Além disso, ao incluir suplementos essenciais, como vitaminas, minerais e ervas, o protocolo ajuda a pele a se curar, manter o equilíbrio hormonal e restaurar as bactérias benéficas. Quando combinado com agentes antifúngicos, ajuda a criar um ambiente livre de candida no corpo.

O protocolo garante que os alimentos errados não sejam consumidos, que causam inflamação na pele, deixam o sangue tóxico e alteram o equilíbrio hormonal. Se consume produtos que ajudem na limpeza, com o equilíbrio hormonal e, de preferência crus, com alimentos alcalinos que ajudam a manter o sangue limpo, que mantem o pH adequado do sangue, auxiliam na digestão, melhoram a absorção de nutrientes e ajudam a limpar o corpo do lixo, evitando a acumulação de venenos destrutivos.

Também devem fazer parte do protocolo uma dieta que elimina alguns alimentos e testes de alergia alimentar. O objetivo é expandir a dieta com alimentos conhecidos que não prejudicam a acne, eliminando alimentos que causam alergias. O teste de alergia é muito importante, porque existem alguns alimentos que podem ser alérgicos e podem causar acne, embora seguir os outros pontos do protocolo. Todos os seus esforços serão em vão se você não eliminar esses alimentos da sua dieta.

Os Dez Mandamentos do Protocolo:

1. Balancear a Dieta usando as Melhores Matérias-Primas

2. Eliminar Alimentos Alergênicos

3. Minimizar ou Eliminar Alimentos Tóxicos ou Contribuintes para o Desequilíbrio Hormonal

4. Consumir Porções de Alimentos de Limpeza e Equilíbrio Hormonal

5. Manter o Equilíbrio Alcalino/Ácido

6. Consumir Pelo Menos 75% de Alimentos Crus

7. Cultivar as Bactérias Benéficas

8. Construir um Ambiente Sem Candida

9. Otimizar a Digestão com Hábitos Alimentares Adequados

10. Tomar Suplementos para a Pele e Equilíbrio Hormonal

Balancear a Dieta usando as Melhores Matérias-Primas

Enquanto a água, tomar vitaminas e minerais é uma parte essencial de qualquer dieta saudável, o corpo humano também precisa de outros materiais para garantir seu crescimento e manutenção. Esses materiais são os blocos de construção do corpo, que também fornecem energia e são necessários para vários processos internos que fazem parte de nossa sobrevivência.

Estes materiais de construção são carboidratos, gorduras e proteínas.

A fibra é outro fator dietético saudável, que também é essencial como parte do protocolo para eliminar a acne.

Neste capítulo, vou discutir brevemente cada um desses quatro fatores.

Muito tem sido dito sobre o equilíbrio entre carboidratos, gorduras e proteínas como parte de uma dieta saudável, fornecendo uma fonte de energia ideal. A verdade é que não há equilíbrio que possa servir de regra geral para todos. Existem muitos fatores que determinam a relação correta entre os quatro. Ela varia de pessoa para pessoa e varia de acordo com os níveis de atividade, estado de saúde e efeitos a curto e longo prazo.

Seguindo as diretrizes contidas neste capítulo, você pode ter uma boa ideia de como planejar a dieta e como incorporar esses elementos essenciais na dieta.

Carboidratos

Existem quatro tipos de carboidratos:

Simples - doces naturais como xarope de bordo, melado e mel puro bruto 100% puro. Estes carboidratos entram no corpo e queimam e aumentam os níveis de açúcar no sangue muito rapidamente, e é por isso que eles devem ser tomados com moderação e em pequenas quantidades.

Refinados - arroz branco, farinha branca e açúcar. Esses carboidratos devem ser totalmente eliminados ou dramaticamente minimizados de qualquer dieta, não apenas no protocolo. Estes carboidratos refinados são venenos artificiais que o corpo não consegue identificar e tratar adequadamente. Eles levam o corpo a um estado de desequilíbrio, resultando em uma sobrecarga dos órgãos de eliminação, desequilíbrio hormonal e acumulação de toxinas, resultando em acne.

Complexos - grãos integrais, como arroz integral, farinha de trigo integral, centeio integral. Estas são fontes muito boas de carboidratos, pois contêm muitos nutrientes, incluindo vitaminas, minerais e fibras. Eles queimam lentamente no sistema, fornecendo energia sólida por um longo período de tempo.

Complexos Ricos em Fibra - esses carboidratos são provenientes de repolho e não dos vegetais com amido. Eles são a fonte ideal e perfeita de carboidratos. Eles são uma excelente fonte de energia que queima muito devagar por causa da fibra, proporcionando ao corpo um fornecimento constante de energia a longo prazo e um nível de açúcar no sangue estável.

Como parte do protocolo, quando se trata de carboidratos, você deve colocar a ênfase em carboidratos complexos e ricos em fibras, porque são ideais para a pele propensa à acne e devem ser pelo menos 80% das fontes de carboidratos. Os outros 20% devem ser carboidratos complexos.

Proteínas

A proteína é necessária para o crescimento, especialmente em crianças e mulheres grávidas, para o reparo de tecidos, para a formação de hormônios e enzimas, para a pele e para o cabelo e como fonte alternativa de energia quando os carboidratos não estão disponíveis.

Existem vários fatores que determinam a quantidade de proteína necessária. Estes incluem níveis de atividade física e herança genética.

No entanto, a maioria das proteínas é necessária para reconstruir ou reparar as células. Quanto mais eficiente o metabolismo, menor será a proteína do corpo. Na verdade, nas sociedades ocidentais são poucos os casos de deficiência de proteína.

O requisito diário de proteína para um homem ativo médio é de aproximadamente 37 gramas e 29 gramas para uma mulher ativa, portanto, pode ser facilmente satisfeito através de uma dieta vegetariana, sem a necessidade de qualquer alimento de origem animal.

Quase todos os alimentos neste planeta contêm proteínas. Todos os grãos integrais, legumes, frutas e brotos têm proteína. É realmente impossível construir uma dieta vegetariana completa com deficiências proteicas.

O que você deve lembrar é que, embora a proteína seja essencial, tomar muita proteína pode causar a queima como combustível. Quando a proteína é queimada, deixa muita sujeira tóxica devido ao excesso de acidez causada pela digestão. Muitas proteínas colocam muito estresse sobre o sistema digestivo, fígado e pâncreas, e altera o metabolismo. resultando na acumulação de toxinas nas células.

O mito de que apenas a carne de animais como carne, frango e peixe pode fornecer a proteína completa, que contém todos os aminoácidos, foi refutada. Agora sabemos que não é necessário combinar proteínas de diferentes fontes vegetais para obter uma proteína completa. O corpo tem a capacidade de armazenar aminoácidos.

Tudo o que você precisa se preocupar é obter a proteína de fontes limpas, como vegetais, nozes, sementes, brotos e grãos integrais. A proteína dessas fontes é biologicamente superior à proteína animal. É queimada e digerida mais facilmente em comparação com as proteínas animais, mas sem os subprodutos tóxicos perigosos associados com alimentos de origem animal.

Conclusão:

Não se preocupe com a obtenção de proteína suficiente. O que deve fazer é minimizar ou eliminar completamente qualquer fonte de proteína animal da dieta e mudar para a proteína vegetal orgânica limpa. Se você sentir a necessidade de consumir proteínas de carne, como frango, você deve comer em pequenas porções e equilibrar com folhas de plantas alcalinas.

Fibra

A fibra é um elemento essencial em qualquer dieta saudável. A fibra é a parte que cobre plantas, frutas e sementes. Também é conhecido como forragem e é indigesta. A fibra tem várias qualidades. Evita que os níveis de açúcar no sangue sejam extremos, diminuindo sua acumulação.

Barre e limpa todas as toxinas e muco que se acumulam no trato digestivo, garantindo que o alimento não apodreça lá. Mesmo alimentos saudáveis que permanecem muito tempo no trato digestivo, sem serem liberados, eventualmente apodrecem e levam à autointoxicação. Portanto, uma ingestão suficiente de fibra pode praticamente impedir o seu sangue de se contaminar.

A fibra também pode evitar que os hormônios utilizados no sangue sejam reabsorvidos pelo corpo, devido a um intestino lento. Se os intestinos são muito lentos devido à ingestão de pouca fibra, o consumo excessivo de alimentos com proteínas animais, não beber água suficiente ou se eles simplesmente não estão limpos, os hormônios desativados podem ser reativados por bactérias no intestino e reabsorvidos no sangue, em vez de ser expulsos pelos intestinos.

Ao jejuar e fazer o tratamento de enema, nós nos certificamos de que nossos intestinos estão limpos. Consumindo apenas proteínas de fontes de plantas limpas, bebendo bastante água purificada e incorporando muitos alimentos ricos em fibras em nossa dieta, nos certificamos de que os hormônios de fígado desativados não sejam reabsorvidos pelo sangue. Então eles vão sair através dos nossos intestinos, evitando o desequilíbrio hormonal que leva à acne.

Quanta Fibra por Dia?

Para uma dieta saudável, você precisa de fibras solúveis, que se dissolvem em água e provêm da aveia, frutas e vegetais e fibras insolúveis, que não se dissolvem na água e provêm de grãos integrais como farelo de trigo, cascas de frutas e legumes e as camadas externas das sementes. Cada tipo de fibra tem uma função diferente.

Os produtos lácteos e alimentos de origem animal não possuem fibra, enquanto os vegetais sem amido são boas fontes de fibra.

Uma quantidade adequada de fibra é de 25 a 40 gramas por dia. No entanto, se você consumir brotos e vegetais sem amido suficiente como parte da dieta, frutas e vegetais não pelados são consumidos quando possível e deve evitar o consumo excessivo de proteína, você não precisa se preocupar de ter deficiência de fibra.

Gorduras

As gorduras são uma fonte muito importante de combustível para o corpo. Alguma gordura também é essencial para manter as unhas saudáveis, cabelos e pele.

As gorduras também fornecem nutrição e vitaminas. As membranas celulares são feitas de gordura. A gordura também participa de vários processos metabólicos e na conversão de vitamina A em caroteno.

Em relação ao equilíbrio hormonal, as gorduras são usadas para produzir prostaglandinas, que o corpo precisa para estabilizar e regular a atividade hormonal, o que é crucial para a pele propensa à acne.

Tipos de Gordura

Gorduras Saturadas

As gorduras saturadas são muito sólidas à temperatura ambiente e são consideradas menos saudáveis que as gorduras insaturadas. Encontram-se em algumas margarinas, manteiga, óleo de coco e palmeira, manteiga, queijo e na pele da carne e aves.

A crença popular sobre as gorduras saturadas é que elas aumentam o nível de colesterol no sangue e devem ser limitados ou eliminados completamente da dieta. No entanto, provou-se que as gorduras saturadas ajudam a proteger os ácidos graxos essenciais e estabilizam os níveis de açúcar no sangue, o que é crucial para aqueles que sofrem de acne.

A verdade é que as gorduras saturadas podem ser muito benéficas para a saúde, se forem de fontes limpas, como óleo de coco ou salmão cru, nunca de atum, pois contém grandes quantidades de mercúrio e se elas estão bem equilibradas com quantidades suficientes de ácidos graxos essenciais e gorduras insaturadas.

Os esquimós comem muita gordura saturada de peixe, mas equilibram com uma ingestão adequada de omega-3 e nunca sofrem de doença cardíaca ou níveis elevados de colesterol no sangue.

No entanto, as gorduras saturadas, especialmente de peixes, não devem ser consumidas em excesso, devido ao perigo de consumir muita proteína. A melhor fonte limpa e eficaz de gorduras saturadas é o óleo de coco.

Gorduras Insaturadas

As gorduras insaturadas, estáveis à temperatura ambiente, são conhecidas por reduzir o colesterol no sangue, devem substituir as gorduras saturadas na dieta. As gorduras insaturadas são divididas em gorduras monoinsaturadas, como omega-7 e 9, azeite, abacate e castanha de caju e gorduras poli-insaturadas, como ômega-6, soja, cártamo, girassol, abacate, gergelim, salmão. As gorduras insaturadas são benéficas para a saúde, mas devem ser tomadas com moderação e em equilíbrio com outros tipos de gordura.

Gorduras Súper Insaturadas - Omega-3

Estas gorduras são frágeis quando expostas ao oxigênio e à luz. O omega-3 é encontrado em salmão, atum e óleo de linho. O omega-3 mostrou-se benéfico contra doenças, reduz as chances de ter ataque cardíaco, diabetes, artrite e psoríase. O óleo omega-3 também pode ajudar na depressão, reduzir a hipertensão e ajudar, mesmo na prevenção do câncer.

O equilíbrio hormonal, que é crucial para reduzir os sintomas da acne, bem como a saúde geral, depende da ingestão adequada de gorduras. É simplesmente necessário manter uma relação adequada entre gorduras saturadas e gorduras essenciais de ácidos graxos.

Qual é a Proporção Certa?

Os nutricionistas reconhecem que a dieta ocidental tem um desequilíbrio no consumo de gordura, consumindo excesso de omega-6, que inclui cereais, pão de trigo integral, abacates, assados, frito, manteiga de amendoim e a dieta não tem gorduras omega-3, então destacam a necessidade de aumentar as gorduras ômega-3 na dieta, para equilibrá-la.

Por outro lado, aqueles que sofrem de acne geralmente experimentam um piora em seu problema quando eles consomem alimentos em excesso ricos em gorduras ômega-6.

Da minha própria experiência, o equilíbrio ideal entre as gorduras deve ser 2:1, ou seja, a ingestão diária de omega-3 deve ser o dobro da do omega-6 e omega-9.

Quanto às gorduras saturadas, elimine completamente as fontes de margarinas e produtos lácteos ricos em gordura e modere o consumo de alimentos com gorduras saturadas que também contenham omega-3, como óleo de salmão ou linhaça.

Em geral, você deve moderar o consumo de gordura, uma dieta com baixo teor de gordura pode ser tão prejudicial quanto dietas com alto teor de gordura e causar doenças e morte precoce. Além disso, o consumo de gorduras deve ser condicionado aos níveis de atividade e mudanças de estação, verão, inverno, etc. O consumo de gordura deve aumentar se os níveis de atividade forem altos e na estação fria.

Gorduras Venenosas

Nem todas as gorduras nascem iguais; as seguintes gorduras são simplesmente assassinas e devem ser consideradas venenos puros e completamente retiradas da dieta: gorduras hidrogenadas, gorduras refinadas ou processadas, gorduras oxigenadas, gorduras fritas ou aquecidas, gorduras saturadas de fontes animais que não contêm omega-3 para equilibrá-las, especialmente de animais alimentados com grãos. Mais informações sobre essas gorduras podem ser encontradas na Internet.

Por que você deve limitar sua ingestão diária de gordura:

Independentemente de ser uma gordura boa ou ruim, consumir muita gordura pode ter um grande efeito negativo na pele/acne.

Foi provado e comprovado que ingerir muita gordura, mais de 20% da ingestão diária total de calorias, pode causar oscilações de açúcar no sangue que causa uma produção enorme e excessiva de insulina, o que bloqueia os poros e causa mais acne.

Consumir muita gordura de qualquer tipo diariamente aumenta os níveis de gordura no sangue ou hiperlipidemia, evita o transporte eficiente de açúcar, oxigênio e nutrientes para células e tampona os receptores de insulina das células.

Isso garante que os níveis de açúcar no sangue permaneçam altos, forçando o pâncreas a produzir mais insulina para baixar os níveis de açúcar no sangue. O fígado responde expulsando a gordura da corrente sanguínea, mas insulina excessiva causa níveis de açúcar no sangue fora do normal. Isso, por sua vez, faz com que os níveis de açúcar no sangue aumentem novamente, uma resposta de emergência das glândulas de adrenalina.

A oscilação constante dos níveis de açúcar no sangue, aumenta a produção de sebo que obstrui os poros e agrava a acne.

Grandes quantidades de açúcar na corrente sanguínea aumentam a candida e as bactérias da acne se multiplicam, causando estragos no sistema. Isso, por sua vez, enfraquece o sistema imunológico, o que leva a mais inflamação e mais acne. A insulina extra produzida pelo pâncreas coloca o estresse no fígado e dificulta sua capacidade de equilibrar os hormônios, eliminar toxinas e combater a inflamação.

Nota: Uma proporção de 2 partes de óleos omega-3, linho, óleos de cânhamo para 1 parte de óleos omega-6, azeite, soja, sésamo, cártamo e omega-9 é sempre o melhor.

O peixe deve ser tomado com moderação e o mesmo vale para os abacates, a maioria dos tipos de óleos vegetais, nozes e sementes com ómega-6 também são muito ácidas, com exceção dos abacates.

A ingestão de gordura não deve ser superior a 20-25% das calorias totais.

A ingestão recomendada de gorduras poliinsaturadas ômega-3 e omega-6 é 5-10% do total de calorias. Por exemplo, tomar muito óleo de linhaça pode sobrecarregar de gorduras o fígado. Se você seguir a ingestão recomendada de não mais de 25% de suas calorias diárias de gordura, você está dentro de doses seguras e saudáveis.

Eliminar Alimentos Alergênicos

Existem certos alimentos que não são claramente rotulados como agravantes de acne, mas que em muitas pessoas podem causar brotes de acne se consumidos. Provavelmente essas pessoas são alérgicas a esses alimentos. Seja qual for o motivo, para conseguir e manter a pele limpa, é óbvio que esses alimentos devem ser eliminados da dieta.

A identificação desses alimentos pode ser alcançada através de um teste de alergia, seguido de uma dieta de eliminação. O objetivo da dieta de eliminação é expandir o menu com alimentos que não prejudicam, sem risco de surtos de acne.

Quais são as alergias alimentares?

Existem muitos alimentos que são conhecidos como desencadeadores de reação alérgica. Entre os alimentos mais comuns que causam alergias são grãos de glúten como trigo, milho, amendoim, produtos lácteos, produtos de soja e ovos.

As alergias alimentares são muitas vezes herdadas. A maioria das alergias alimentares são o resultado de interações entre glóbulos brancos, alimentos ingeridos, trato digestivo e imunoglobulinas, que são anticorpos específicos de alimentos.

Uma reação alérgica aos alimentos geralmente ocorre quando o corpo identifica um alimento como um invasor externo. O sistema imunológico ataca e neutraliza o invasor, para removê-lo do corpo, causando os sintomas da alergia.

Existem dois tipos de reações alérgicas aos alimentos:

Atrasada: constituem 90% das alergias alimentares. A reação alérgica pode ocorrer até quatro dias após a ingestão do alimento.

Imediata: constituem 10% das reações alérgicas aos alimentos. A reação de alergia ocorre em segundos ou várias horas depois que o alimento foi ingerido.

Como o processo de reação alérgica inclui toxinas que devem ser evacuadas pelos órgãos de eliminação, como fígado e rins, o estresse tóxico extra é colocado no corpo. O corpo tenta encontrar formas alternativas de remover as toxinas do sangue, através dos pulmões e da pele, resultando em acne.

O Teste de Pulso

Este teste de alergia é simples, mas provou ser muito eficaz.

Em um estado de relaxamento, tomar o pulso. Contar o número de batidas por minuto e depois comer a comida escolhida.

Certifique-se de ficar relaxado para que você não aumente sua frequência cardíaca. Aguarde pelo menos 30 minutos, você pode deitar e ler um livro.

Verifique o pulso novamente, se aumentou mais de 8 batimentos por minuto, é provável que haja alergia a esse alimento. Isso também significa que você não deve tentar nenhum outro alimento nesse dia, porque os testes não serão efetivos.

Se um alimento que causa alergia é identificado, ele deve simplesmente ser removido da dieta.

Nota: Testar um alimento por vez, porque o teste de pulso funciona melhor com o estômago vazio. Evite bebidas como cafeína e outros estimulantes.

Kits de teste domésticos

Teste de Pele

Eles são comumente usados por alergistas, mas são projetados para detectar reações imediatas aos alimentos. Esta desvantagem torna os testes cutâneos muito menos eficaz do que a dieta de eliminação porque não podem identificar 90% das alergias alimentares retardadas.

Testes de Sangue

Esses testes medem os anticorpos no sangue, é direcionado a alimentos específicos. Os exames de sangue mais comuns são o teste RAST radio allegro-absorvente e o ensaio imunoenzimático ELISA. O último é o teste preferido porque determina alergias aos alimentos mediados por IgE e IgG. Tomando uma única gota de sangue em um laboratório ou em casa, você pode testar até 100 alimentos.

Nota: A maneira mais simples e eficaz de tratar alergias alimentares é evitar alimentos alergênicos

durante o protocolo por um período de 8 semanas,
até que os sintomas sejam aliviados.

Dieta de Eliminação

Para efetivamente realizar uma dieta de eliminação,
você deve realizar um período de 2 a 4 semanas de
dieta de desintoxicação leve, que consiste apenas
em alimentos que podem beneficiar a pele propensa
à acne e evitar todos os alimentos que prejudicam a
acne.

Durante esse período, 75% dos alimentos crus,
como vegetais com alto teor alcalino, frutas, nozes e
sementes, devem ser consumidos juntamente com
alimentos integrais, como trigo integral, arroz integral
e centeio integral. Você pode combinar sopas,
batidos e saladas, desde que não contenham
ingredientes prejudiciais à acne.

No final deste período, deve agregar um item
suspeito de estar fazendo com que o corpo reaja
para formar acne e julgar os resultados. Deve-se
notar que não deve ser adicionado nenhum
elemento extremo da lista de agravantes da acne, ou
seja, carboidratos refinados ou produtos lácteos.

Tenha em mente que a lista de agravantes da acne
não é apenas para a acne. Trata-se de obter que o
corpo volte ao seu equilíbrio. Os elementos extremos

da lista de agravantes da acne são, em sua maioria, venenos puros químicos fabricados, que devem ser rigorosamente evitados.

Uma vez encontrado, um alimento que não agrava a acne, como peito de frango, por exemplo, pode ser adicionado ao menu, mas deve ser tomado em pequenas porções e com moderação, e não todos os dias.

Minimizar alimentos tóxicos ou alimentos que contribuem para o Desequilíbrio Hormonal - Agravadores da Acne

Os alimentos no parágrafo a seguir devem ser considerados toxinas puras. Esses alimentos não só contaminam o sangue e causam irregularidades hormonais, pois contêm hormônios ou estimulam excessivamente a produção de hormônios, resultando em acne, também obstruem o cólon com muco pegajoso e enfraquecem os órgãos de eliminação, colocando-os sob estresse.

Esses alimentos são conhecidos como agravantes da acne, porque deixam o corpo tóxico e criam o caos hormonal. Os seis primeiros na lista, açúcar, produtos lácteos, farinha branca, arroz branco, óleos hidrogenados, carne vermelha são considerados os agravantes extremos da acne e devem ser significativamente minimizados ou completamente eliminados da dieta. Eles definitivamente não devem aparecer na dieta de eliminação da acne.

A maioria das pessoas têm desenvolvido uma dependência aos alimentos mencionados acima. Tenha em mente que há muitos alimentos que podem servir como substitutos para esses alimentos, e que eu enumerei os substitutos que são nutricionalmente dignos de listagem. Demora um tempo para se acostumar com esses alimentos alternativos quando você está em um estado de dependência, mas se você os incorporar à dieta, você se acostuma com eles e você perde todos os desejos por esses alimentos venenosos.

Produtos Lácteos

Os produtos lácteos, especialmente o leite de vaca, são provavelmente um dos produtos mais nocivos para a acne que podem ser encontrados. Eles causam alergias, criam muco pesado e obstruem o trato digestivo, tornam-se um tipo de cola quando entram nos intestinos. Os produtos lácteos estão carregados com os hormônios injetados em animais para aumentar sua capacidade de produzir leite. Os produtos lácteos estão cheios de antibióticos, que destroem o corpo e seu equilíbrio hormonal.

Na verdade, os seres humanos são a única espécie que bebe leite de outras espécies. O problema é que não podemos digerir o leite como os bezerros. Nosso sistema de digestão é construído de forma diferente. Não podemos processar bem a proteína do leite. Isso geralmente leva a múltiplos tipos de reações alérgicas e problemas digestivos que se manifestam como acne.

O leite também é pasteurizado, um processo que converte o açúcar do leite em beta-lactose, que é absorvida mais rapidamente no sangue e tem um efeito semelhante ao açúcar no corpo. O processo de pasteurização também deixa o cálcio insolúvel no leite. E sim, o leite pode causar problemas nos dentes e osteoporose, não importa o que eles possam ter nos feito acreditar.

Minha própria experiência com o leite é quase mágica. Assim que meu filho parou de consumir produtos de leite, sua acne melhorou drasticamente.

O que evitar: leite, queijo e iogurte. Evitar também produtos com lactose, proteína láctea, proteína de soro de leite e leite em pó desnatado.

Bons substitutos: manteiga de semente de gergelim. Isto é, de sésamo integral não de Tahini normal, uma excelente fonte de proteína e de cálcio, que contém mais de 1100 mg de cálcio por 100 gramas.

Uma boa alternativa aos produtos lácteos é o leite de nozes, como o gergelim, as amêndoas, etc. e cremes de frutas secas, como caju, macadâmia, etc.

Os produtos de soja também podem servir de alternativa, mas devem ser consumidos com moderação, porque o consumo excessivo tem sido associado a problemas na glândula tireoide.

Em geral, devem ser evitados o leite de soja ou qualquer produto de soja. Os produtos de soja são difíceis de digerir e podem causar desequilíbrios hormonais. Meu filho experimentou surtos leves de acne quando mudou para produtos de soja como alternativa ao leite. Também foi observado um alívio significativo quando ele os eliminou totalmente.

Os produtos de leite de ovelha e caprino também são excelentes alternativas, de preferência se o leite não for pasteurizado. No entanto, é aconselhável fazer um teste de alergia e uma dieta de eliminação antes de mudar para produtos de cabra/ovelha. Recomenda-se evitá-los por 8 semanas e reintroduzi-los em pequenas quantidades para controlar seus efeitos sobre a pele.

Quanto ao chocolate, se necessário, coma chocolate amargo, sem ingredientes lácteos, de preferência com altas porcentagens sólidas de cacau. Existem chocolates de alfarroba em pó, que são muito saborosos.

Açúcar Branco - Doce Veneno

O açúcar processado é um açúcar de cana que foi despojado de sua fibra e nutrientes essenciais. Não contém proteína, nem cálcio, nem gordura.

O açúcar branco é um elemento químico 100% e não reconhecido pelo corpo. Praticamente rouba ao corpo as vitaminas e minerais. Quando consumido, o açúcar branco faz com que os níveis de açúcar no sangue aumentem significativamente e rapidamente. O pâncreas produz quantidades extras de insulina para ajudar o organismo a metabolizar a glicose de açúcar. Esta insulina extra rapidamente causa baixos níveis de açúcar, o que se traduz em fadiga e pouca energia. O consumo excessivo de açúcar também pode levar à diabetes.

Mas isso não é tudo. Quando o açúcar é consumido, o corpo também produz outros hormônios androgênicos para metabolizar a glicose. Estes hormônios androgênicos adicionais causam estresse no fígado, criando desequilíbrio hormonal e estimulando excessivamente as glândulas sebáceas, o que pode levar à acne. Além disso, o fígado converte o açúcar em lipídios de cadeia longa, que contaminam o sangue e certamente podem piorar a acne.

O açúcar também pode danificar o sistema imunológico, comprometer a defesa contra bactérias, produzir um ambiente ácido no estômago, ideal para candida, causar alergias alimentares, um dos sintomas da alergia é a acne, aumenta o tamanho do fígado, interrompe a filtragem de toxinas e hormônios utilizados e incentiva o desenvolvimento de bactérias nocivas no cólon. Isso significa mais estresse sobre os órgãos de eliminação, mais toxinas e mais acne.

Do descrito aqui, eu só quero que lembre:

Manter afastado o açúcar branco e eliminá-lo completamente da dieta.

Elimine, mesmo que não sofra de acne.

O corpo recompensará em duplo o esforço.

Conselhos: De agora em diante, devemos garantir que os produtos que consumimos não contenham açúcar branco.

Existem muitos substitutos para o açúcar e até dez vezes mais doces e não incentivam a candida.

Farinha branca, Arroz branco e Cereais refinados, cozidos ou extrudados

Esses alimentos, uma vez refinados, são despojados de sua preciosa e nutritiva polpa cheia de vitaminas e minerais. Esses alimentos se tornam uma substância elástica pegajosa. Eles obstruem o trato digestivo, resultando em acumulação de contaminantes tóxicos no sangue, contribuindo para o crescimento de candida, causando desequilíbrio hormonal e agravante da acne diretamente.

Os carboidratos refinados são semelhantes em sua estrutura química ao açúcar e, portanto, causam a mesma reação: insulina extra -> hormônios masculinos extras -> sebo extra, o que contribui para a formação da acne.

Substitutos:

arroz integral, de preferência grãos longos e orgânicos, grãos integrais ou grãos inteiros, macarrão 100% de trigo integral, de preferência pães orgânicos, germinados ou em grão.

Uma vez que a transição para produtos integrados é feita, garanto que o problema da pele e bem-estar geral irá melhorar.

Óleos Hidrogenados e Parcialmente Hidrogenados

Os óleos hidrogenados são óleos moleculares que foram alterados, a hidrogenação faz com que os óleos e as gorduras se tornem rançosos. O resultado é um ácido gordo espiral, que o corpo não reconhece como tal e age como veneno puro. Os óleos hidrogenados, uma vez dentro do corpo podem:

Bloqueia o fígado, o baço, os músculos e os rins e cria uma acumulação perigosa de toxinas, porque aumentam os depósitos de gordura e interferem na função do fígado como desativador hormonal.

Interrompe o fluxo elétrico responsável pelo batimento cardíaco, divisão celular, funções nervosas e equilíbrio mental.

Cria radicais livres e altera o processo de conversão de ácidos graxos essenciais em prostaglandinas, o que é vital para o equilíbrio hormonal.

O óleo hidrogenado é encontrado em margarina, rosquinhas, muffins, molhos para saladas, doces, pastelarias, sopas, pães, alimentos fritos, maionese, óleo de soja hidrogenado e parcialmente hidrogenado, óleo vegetal e na maioria dos alimentos processados.

Bom substituto: azeite virgem extra

Óleos Quentes, Alimentos Fritos e Óleos Refinados

Os óleos aquecidos ou cozidos também são considerados extremamente tóxicos. Quando aquecidos, os óleos se tornam radicais livres. Os radicais livres são elétrons letais isolados, que criam caos no fígado e no nível celular. Esses radicais livres destroem os ácidos graxos essenciais, que são cruciais para o equilíbrio hormonal.

O mesmo se aplica aos óleos refinados, um processo químico em que são removidos a lecitina e muitos outros nutrientes vitais do óleo. Estes óleos refinados que são processados com calor também alteram a conversão de ácidos graxos essenciais em prostaglandinas, resultando no agravamento da acne.

Escolher o óleo cuidadosamente. Escolher azeite prensado a frio 100% virgem extra, e se você quiser diversificar, você pode usar óleos prensados a frio de gergelim, cártamo e girassol.

Evitar aquecer o azeite e nunca fritar a comida. Além disso, consumir com moderação, para manter o equilíbrio 2:1 de omega-3 e 6-9.

Carne Vermelha

A carne vermelha, como carne bovina, cordeiro e carne de porco, contém toxinas muito nocivas, como esteroides e ácido úrico. É uma proteína difícil de digerir que causa muitos problemas digestivos e alergias que terminam na acne. A carne leva muito tempo para passar pelo trato digestivo humano, que é significativamente mais longo do que o dos animais, proporcionando tempo suficiente, também em altas temperaturas, para apodrecer no sistema digestivo. Isso resulta em toxinas excretadas no sangue.

A carne vermelha também contém antibióticos e hormônios nocivos e doenças que o animal pode ter causado, resultando em ruptura do equilíbrio hormonal e envenenamento do sangue.

Se você puder, elimine completamente a carne vermelha da dieta. Se você tiver que consumir carne, escolha carne orgânica, cozinhe em fogo baixo e consome apenas pequenas porções ao mesmo tempo. Complementar com muitos alimentos com fibras para facilitar sua digestão, alta alcalinidade, como vegetais sem amido e certamente não todos os dias.

Substitutos: frango e peixe orgânico.

Nota: Pelas razões mencionadas acima e com base na experiência de dezenas de sofredores de acne, qualquer forma de proteína animal, carnes vermelhas, frango, caça e peixe, especialmente as cozinhadas, deve ser minimizada ou completamente evitada se quiser ter uma pele muito limpa. A melhor proteína é encontrada em muitos vegetais e verduras sem toxinas, reações alérgicas ou efeitos hormonais.

Claras de Ovo

As claras de ovo podem causar problemas de alergia, porque são elementos de união, usados, por exemplo, para unir os ingredientes de um bolo. As claras de ovo obstruem o sistema como o leite e os carboidratos refinados, resultando em envenenamento de sangue e estresse dos órgãos de eliminação. O corpo se defende naturalmente da proteína do ovo quando entra na corrente sanguínea, levando a reações alérgicas e agravamento da acne.

Produtos de Trigo e com Leveduras

Muitas pessoas são alérgicas ao glúten de produtos de trigo, como farinha, macarrão, pão, etc. O trigo, mesmo sem o fator de intolerância ao glúten, é conhecido por causar problemas digestivos devido à sua natureza pegajosa.

Os alimentos relacionados a leveduras e fungos podem incentivar a colonização e o crescimento excessivo de candida e micoses, que são substâncias tóxicas para o sangue e que agravam a acne.

Cereais com Glúten

O centeio, o trigo, a cevada, o farelo e o milho contêm lipídios resorcinolares compostos, que parecem atuar como uma toxina e estão envolvidos em muitos processos patológicos, incluindo a morte de glóbulos vermelhos, bem como danos ao fígado e ao rim.

Esses grãos de glúten também contêm lecitinas, produtos químicos que ativam o sistema imunológico, contribuem para o desequilíbrio hormonal e problemas inflamatórios que agravam a acne. Os cereais em geral são constituídos por ácidos e lixiviação de cálcio, que contribuem para a constipação e são viciantes.

Substitutos: todos os cereais sem glúten, como amaranto, quinoa, trigo sarraceno, sempre com moderação.

Alimentos Processados

Eles são simplesmente básicos para uma dieta ideal para a acne e, de fato, qualquer dieta equilibrada. Devemos nos acostumar a olhar para a lista de ingredientes de cada produto que compramos. Se você não reconhece um dos ingredientes ou se não soa natural, não se deve comer. Isso inclui todos os valores, aditivos, etc.

Evitar alimentos preparados embalados, alimentos enlatados e fast foods, que geralmente contêm uma longa lista de produtos químicos.

Álcool

O álcool é o principal tóxico para o corpo. Pode causar disfunção hepática, candida e metabolismo lento. Do ponto de vista da pele propensa à acne, o álcool também interrompe a formação de prostaglandinas cruciais para o equilíbrio hormonal. Minimizar a ingestão de álcool.

Medicamentos

Os medicamentos e a medicina são um negócio multimilionário e multinacional que prospera à custa do nosso bem-estar. Minimizar o uso de qualquer tipo de drogas. Eles não curam. São remendos. Na melhor das hipóteses, aliviam os sintomas da doença.

As drogas são toxinas puras. Eles são produtos químicos estranhos para o corpo. Escusado será dizer que eles criam distúrbios toda vez que são introduzidos no corpo.

Cafeína

A cafeína é conhecida por estimular excessivamente a produção de hormônios, levando a um desequilíbrio hormonal, um fator chave na formação da acne.

Substitutos: chá verde, chá de ervas.

Consumir Porções de Alimentos de Limpeza e Equilíbrio Hormonal

Os seguintes alimentos são limpadores naturais do sangue. Eles equilibram a atividade hormonal do corpo e são muito nutritivos. Estes alimentos criam o efeito oposto que os contaminantes, obstruidores e construtores de muco. Eles são principalmente ricos em fibras, então eles efetivamente ajudam o sistema digestivo a eliminar o desperdício, limpam o sangue e equilibram os hormônios. Porque eles são ricos em vitaminas, minerais e antioxidantes, eles protegem o fígado, aceleram o processo metabólico e ajudam o corpo a lutar contra os radicais tóxicos e livres. Eles queimam mais lentamente do que os carboidratos refinados, por isso equilibram os níveis de açúcar no sangue e equilibram a atividade hormonal. Esses alimentos são muito benéficos para reduzir os sintomas relacionados à acne.

Frutas

As frutas são excelentes limpadores, carregados com vitaminas e minerais. Além disso, elas são facilmente digeridas. Esforçar-se para diversificar o consumo de fruta. Comer as frutas separadamente para ajudar a digestão. É melhor comer a fruta com o estômago vazio e nunca remover a pele, quando puder comer. Evitar cozinhar as frutas, pois tornará o açúcar da fruta mais perigoso para o seu sistema.

A regra de ouro com frutas é evitar o excesso de consumo. Comer frutas com moderação.

Importante: Se uma fruta é especialmente doce, como bananas, melões, laranjas, e frutas tropicais, promoverá o crescimento excessivo de candida, independentemente do seu índice glicêmico relativamente baixo. Embora a maioria das frutas doces não aumente os níveis de açúcar no sangue, na minha experiência, tomar frutas doces dificultará a cura e promoverá o crescimento excessivo de candida. Limitar a ingestão de frutas doces até um máximo de 1 porção por dia.

Em casos graves de infecção por candida, recomenda-se a exclusão total de frutas da dieta, até que os sintomas diminuam. (Geralmente 3-4 meses após o início do tratamento anti-candida).

Limões e limas são a exceção desta regra. A toranja branca, as peras não-doces, as amoras, os mirtilos e as framboesas também podem ser tomadas de vez em quando.

Nota: Os abacates são uma das melhores frutas para pele propensa a acne. Eles são baixos em açúcar, mas são ricos em vitamina E, potássio e enxofre.

As seguintes frutas devem ser excluídas da dieta, independentemente da gravidade da infecção por candida: frutas congeladas, enlatadas e secas, damascos e melões.

Germinados

Os germinados se encaixam na definição de super alimentos; são altamente nutritivos, super limpadores, carregados com vitaminas, facilmente digeridos e contêm muitas enzimas.

Quanto mais tempo eles tomam para germinar, mais potentes serão (aumentando seu valor nutricional e conteúdo enzimático). Não há praticamente nenhum limite para o número de germinados que podem ser consumidos. Você pode preparar vários grãos germinados e desfrutar de muitos benefícios nutricionais balanceados.

É uma decisão sábia fazer nossos próprios germinados, que nos fornecem uma dose diária de fontes nutritivas frescas e caseiras, quase sem qualquer despesa. Se você decidir comprar os

germinados, certifique-se de que eles estão frescos,
pois podem ser tóxicos quando estragam.

Germinar lentilhas que são uma fonte fantástica de
proteína, combinando com arroz longo, fazem uma
refeição perfeita, completa em proteína.

Legumes sem Amido

Tal como acontece com os germinados, os vegetais
sem amido, como pimentão verde, nabo, pepino,
aipo, todos os tipos de alface (exceto iceberg),
couve-flor, brócolis, couve de Bruxelas, repolho e
espinafre também podem ser comidos sem limite. Os
vegetais sem amido são uma fonte de energia
estável porque eles fornecem carboidratos
complexos que queimam lentamente.

Cereais com Glúten

Todos os cereais sem glúten (carboidratos
complexos) são ótimas fontes nutricionais de
proteína. Eles são baixos em gordura, boa fonte de
fibra e estão carregados com vitaminas e minerais.
Os cereais sem glúten incluem arroz, trigo mourisco,
milheto, quinoa e amaranto.

Como regra geral, uma vez que os cereais formam
ácido, lixiviação de cálcio e contribuem para a

constipação, os grãos inteiros sem glúten devem ser
incorporados na dieta de forma estritamente
moderada, o que significa que deve ser consumido
um máximo de 2 porções por dia.

Arroz

Já estamos cientes do perigo associado a qualquer
tipo de carboidratos refinados e o arroz não é
exceção. A regra básica seria escolher apenas arroz
integral, de preferência orgânico de grãos longos e
nunca redondo.

Tal como acontece com os feijões, o arroz se deve
embeber em água durante a noite antes de cozinhar.
O cozimento deve ser longo e lento, para tornar o
arroz mais fácil de digerir.

Feijões

Os feijões também são uma ótima fonte de proteína
limpa. No entanto, esses tipos de proteínas também
podem sobrecarregar o sistema digestivo. Para
evitar isso, os feijões devem germinar, embebidos
em água durante a noite e cozidos lentamente a
baixa temperatura, para eliminar potenciais gases e
deixar suas proteínas mais digeríveis.

Frutos Secos

Nozes, como amêndoas, pinhões e nozes do Brasil,
contêm ácidos graxos (bons para a pele), nutrientes
e minerais altamente valiosos. Eles são uma fonte
maravilhosa de proteína digestível. Os frutos secos
devem ser consumidos em pequenas quantidades
por causa de sua alta quantidade de proteína, que
pode sobrecarregar o sistema digestivo. Para evitar
que uma pasta densa se forme nos intestinos, as
nozes devem ser consumidas juntamente com
alimentos ricos em fibras.

As nozes só devem ser comidas cruas, descascadas
à mão (nozes do Brasil), armazenadas em um local
seco e comê-las frescas.

Ervas e Folhas

As ervas e folhas de saladas, especialmente a salsa,
contêm muitas vitaminas e minerais de alta
qualidade. Também são excelentes fontes de
clorofila. As ervas também contêm muitos
antioxidantes, que ajudam o corpo em sua guerra
contra os radicais livres.

Ervas de grande sabor e nutritivas são a salsa,
funcho, manjericão, coentro, tomilho, dente de leão,
orégano e hortelã.

Alho

O alho pode ajudar a acne internamente e
externamente. Primeiro, o alho é um excelente
limpador de sangue e também um antibiótico potente
(sem os efeitos colaterais e efeitos nocivos dos
antibióticos convencionais). O alho, se consumido
cru e esmagado (deve ser esmagado para ativar
seus poderosos ingredientes), tem um efeito
medicinal potente no corpo. Suas propriedades
antissépticas podem purificar o sangue. Também
pode diminuir o colesterol, prevenir coágulos de
sangue perigosos e reduzir a pressão arterial.

O alho também tem atividade antimicrobiana contra
vários tipos de bactérias e fungos. A insulina
encontrada no alho é um tipo de fibra que a bactéria
intestinal benéfica ama. Não é raro que tenha sido
aclamado como um poderoso tratamento contra a
acne.

O alho também pode ser aplicado externamente na
pele, cortando um dente de alho e esfregando
suavemente sobre a área afetada com acne. Suas
qualidades de limpeza e antibióticas podem ajudar a
reduzir as manchas da acne.

Se você sofre de alergia, você deve evitar o uso de
alho, tanto externamente quanto internamente.
Mesmo sem alergia ao alho, ele deve ser usado com

moderação e com cautela, especialmente quando aplicado externamente na pele.

Sementes

As sementes de girassol, sementes de gergelim e sementes de abóbora (também ricas em zinco) são ótimas fontes de ácidos graxos saudáveis para a pele. Elas contêm muitas enzimas, que são boas para a digestão, e são ricas em minerais.

Peixe

O peixe costumava ser a fonte ideal de proteína limpa e equilibrada, mas agora não é seguro consumir por causa do mercúrio e outros metais pesados tóxicos encontrados em nossos oceanos e lagos.

No entanto, peixes de água fria, como o salmão (altamente benéficos pelos ácidos gordurosos essenciais), podem e devem ser consumidos, mas com moderação, como tempero e, de preferência, em bruto.

Peixe cozido, grelhado ou frito, especialmente peixe defumado deve ser evitado.

Maca

A maca, uma raiz vegetal peruana, é rica em aminoácidos, ácidos graxos e minerais (cálcio, magnésio, ferro), é utilizada para fins medicinais por anos. Tomar pó de raiz de maca como suplemento pode ser muito eficaz no equilíbrio, estabilização e normalização do nível de hormônios esteroides como a testosterona, estrogênio e progesterona.

Tomar 2 colheres de sopa por dia pode realmente fazer uma grande diferença nos problemas da pele. Além disso, é doce, muito saborosa e não tem efeitos colaterais.

Pasto Agropiro - Trigo Verde

Já mencionado em outra seção. Incluo aqui de novo apenas como lembrete.

O pasto de trigo é considerado um superalimento, e praticamente pode fazer milagres em problemas de acne, se for usado diariamente.

Sua capacidade de purificar sangue, desintoxicar o fígado e limpar o cólon o torna essencial para o tratamento da acne.

A clorofila do pasto de trigo ajuda a manter a pele saudável, pois é antisséptica, anti-inflamatória e antioxidante. Cura feridas abertas no corpo, acelera o crescimento do tecido, ajuda a purificar o fígado, reduz a inflamação e mata as bactérias.

É essencial para as pessoas com pele acneica. Deve ser espremido e tomado todas as manhãs com o estômago vazio.

Agua

Beber muita água mineral ou filtrada diariamente.

Beber pelo menos dois litros de água mineral ou filtrada por dia (ou até que a urina saia transparente) é obrigatório para limpeza efetiva diária, desintoxicação e prevenção da desidratação da pele.

A água evita os brotes de acne, acelera o processo de cura e, ao adicionar algumas gotas de limão ou pimenta de caiena, intensifica o efeito de limpeza.

A água remove toxinas do corpo através dos principais órgãos de eliminação, evitando assim o acúmulo de toxinas que agravam a acne, removendo toxinas através da pele e pulmões.

Beber grandes quantidades de água purificada limpa completamente os rins, ajuda a descarregar o lixo e evita a formação de cálculos renais. Rins enfraquecidos sobrecarregam o fígado e causam acumulação de toxinas que podem levar à acne.

A água faz com que a pele pareça tonificada e firme. Hidrata a pele e ajuda a parecer mais vibrante e saudável.

Todas as manhãs, tome um copo de água purificada com um limão orgânico espremido, seguido por duas colheres de sopa de azeite virgem extra. Isso fortalece o fígado, estimulando-o a purgar-se e garantindo que ele funcione corretamente.

Nota importante sobre o consumo de gordura

Uma proporção de 2 partes de óleos omega-3, linho, óleos de cânhamo para 1 parte de óleos omega-6, azeite, soja, sésamo, cártamo e omega-9 é sempre o melhor.

O peixe deve ser tomado com moderação e o mesmo vale para os abacates, a maioria dos tipos de óleos vegetais, nozes e sementes com ómega-6 também são muito ácidas, com exceção dos abacates.

A ingestão de gordura não deve ser superior a 20-25% das calorias totais.

A ingestão recomendada de gorduras poliinsaturadas ômega-3 e omega-6 é 5-10% do total de calorias. Por exemplo, tomar muito óleo de linhaça pode sobrecarregar de gorduras o fígado. Se você seguir a ingestão recomendada de não mais de 25% de suas calorias diárias de gordura, você está dentro de doses seguras e saudáveis.

Equilíbrio Alcalino/Ácido

Para que o corpo humano funcione adequadamente, deve haver uma química interna com um equilíbrio alcalino entre pH 7.0 e 8.0. Quando as células são saudáveis, elas têm um equilíbrio alcalino de 7.0-8.0. Uma célula doente tem um nível alcalino abaixo de 7.0.

O corpo normalmente produz ácido como subproduto do metabolismo, mas nosso corpo não pode produzir alcalinos. É nossa responsabilidade fornecer ao corpo alcalinas de fontes externas, principalmente de alimentos.

No entanto, existem alimentos que são basicamente ácidos, e outros que são alcalinos. Quando consumimos alimentos ácidos, o organismo deve neutralizar com alcalinos. Se não encontrar alcalinos, o corpo usa as pilhas alcalinas nas células para fazer o trabalho. E quando essas células se tornam ácidas, as doenças se desenvolvem.

Em um estado de excesso de acidez, o corpo também empresta alcalino, como magnésio e cálcio, de órgãos vitais, resultando em dano orgânico. O corpo entra em estado de estresse e desequilíbrio, o que pode levar a infecções e complicações, incluindo problemas de pele como a acne.

Um estado de excesso de acidez faz com que o sangue se torne como lama e espessa, criando o ambiente ideal para o crescimento de candida. O resultado é toxicidade adicional e mais pressão sobre os órgãos de eliminação, levando à expulsão de toxinas através da pele, o que leva à acne.

A conclusão é simples. Para manter um corpo equilibrado e evitar o excesso de acidez e toxicidade, deve-se consumir muitos alimentos alcalinos e minimizar os alimentos ácidos.

A dieta típica ocidental consiste principalmente em produtos muito ácidos como ovos, produtos lácteos, carne e adoçantes artificiais, enquanto privados de alcalinos, de alimentos como o azeite, frutas e vegetais.

Os medicamentos também são substâncias formadoras de ácido, o que pode levar a um ambiente excessivamente ácido muito rapidamente.

Um ambiente de pH alcalino estável, ajuda o organismo a resistir à doença. Uma dieta saudável consiste em alimentos ricos em produção alcalina, permitindo que o corpo mantenha reservas alcalinas suficientes para equilibrar o ambiente ácido e permanecer saudável.

É aconselhável testar os níveis alcalinos e os níveis de acidez do seu corpo, com tiras de pH. Teste sua urina. Se o pH urinário flutuar entre 6.0 e 6.5 de manhã e entre 6.5 e 7.0 a noite, o corpo está funcionando de forma saudável. O pH da urina entre as refeições deve ser mantido em uma faixa de pH 7.0-8.5.

Alimentos Alcalinos para Incorporar à Dieta

Sucos de vegetais sem amido, azeite, limões, melancia, espargos, cebolas, salsa, espinafre cru, brócolis, alho, toranja, mangas, papaias.

Alimentos Alcalinos para Reduzir da Dieta

Leite homogeneizado, amoras, mirtilos, ameixas, carne vermelha, porco, frutos do mar, queijos, sorvetes, nozes, castanhas, arroz branco, milho, trigo sarraceno, centeio e, claro, açúcar branco e adoçantes artificiais.

O estresse e pensamentos negativos também causam um ambiente ácido. O plano de gerenciamento de estresse fornece uma solução abrangente para esse problema.

Consumir Pelo Menos 75% de Alimentos Crus

Que são as enzimas?

As enzimas são moléculas de proteínas especiais que participam do processo metabólico do organismo. As enzimas são parcialmente responsáveis por livrar-se de resíduos tóxicos, purificar o sangue e digerir alimentos.

As enzimas são vitais para o nosso bem-estar. Elas são as trabalhadoras poderosos encontrados no fígado, estômago e pâncreas na parede do intestino delgado, ajudando as vitaminas e os minerais a serem absorvidos pelo nosso sistema. Alimentos com alto valor nutricional ou suplementos vitamínicos são inúteis sem as enzimas, pois são necessárias para o corpo absorvê-las.

Muitos alimentos contêm grandes quantidades dessas enzimas preciosas. No entanto, ao cozinhar, fritar ou aquecer esses alimentos a altas temperaturas (acima de 46°C), as enzimas morrem.

Os alimentos não são devidamente digeridos, e vitaminas e minerais não são absorvidos pelo organismo. Isso leva ao acúmulo de resíduos tóxicos que o corpo não consegue eliminar e ocorrem muitos transtornos de saúde. A acne é apenas um deles.

Enzimas também são vitais para o processo de cura. Sem enzimas, o corpo tem que trabalhar mais para se curar, digerir e assimilar os nutrientes.

Os alimentos cozidos não mantêm praticamente qualquer enzima. Isso causa diretamente o alargamento do pâncreas porque é excessivamente estimulado. Isso leva a muitos problemas digestivos e a produção de mais insulina, o que aumenta os níveis de androgênio, levando a mais acne. Comendo alimentos cozidos, obtemos menos nutrientes e mais radicais livres, o que significa mais toxinas e mais acne.

Cozinhar também destrói as vitaminas, minerais e fibras (o que leva ao aumento da acumulação tóxica) e aumenta o tempo de trânsito intestinal. Os alimentos cozidos criam ácido, são mais difíceis de digerir e fornecem menos valor nutricional do que os alimentos crus, que basicamente são alcalinizantes e muito mais benéficos.

Leucócitos Digestivos

Vários estudos mostraram uma forte ligação entre os alimentos deficientes em enzimas e enfraquecimento do sistema imunológico. Sabe-se que os leucócitos, glóbulos brancos, aumentam quando o corpo precisa se defender contra o que considera uma ameaça.

A maioria dos incidentes que ocorrem quando os leucócitos aumentam, seja por inflamação, reação alérgica ou infecção, foi confirmado que a elevação dos glóbulos brancos ocorre após a ingestão de alimentos. Este fenômeno, também conhecido como leucócitos digestivos, ocorre quando digerimos alimentos com baixas quantidades de enzimas.

Portanto, o consumo de alimentos cozidos, conservados, fritos ou aquecidos acima de 46°C pode levar à mobilização do sistema imunológico, enviando os glóbulos brancos para tratar a deficiência enzimática e ajudando a digestão.

Comer alimentos deficientes em enzimas pode realmente enfraquecer o sistema imunológico e imitar um estado de doença. Toda vez que comemos alimentos crus e plantas com enzimas digestivas, podemos evitar que esse processo aconteça.

Dieta de Alimentos Crus

O que é uma dieta de alimentos crus?

Uma dieta de alimentos crus baseia-se no princípio de consumir 75-80% de alimentos crus, vivos e não cozidos. O alimento deve ser cru, vegetal e, de preferência, orgânico.

Nota: Não comece a calcular porcentagens. Durante uma dieta de alimentos crus, você deve simplesmente comer uma refeição cozida (não grelhada ou frita) por dia e certifique-se de que o resto dos alimentos que você consome é 100% cru. O habitual pode ser comer arroz integral no almoço (raramente comer sashimi) e o resto com alimentos frescos e vivos.

Uma dieta de alimentos crus deve consistir em frutas e vegetais frescos, sementes, grãos, algas, nozes e cereais. Sucos de frutas e vegetais frescos também podem ser parte do plano. Existem inúmeras variedades de alimentos que fazem água na boca, que transbordam sabor e podem ser preparados com essas matérias-primas naturais.

A ideia da dieta de alimentos crus é que os alimentos crus e vivos têm muitas mais dessas enzimas vitais em comparação com alimentos cozidos ou aquecidos. Portanto, os alimentos crus, com grandes quantidades de enzimas, são mais eficientemente digeridos. Eles ajudam o corpo a se livrar das toxinas, e suas vitaminas e minerais são absorvidos de forma mais efetiva em nosso sistema. Por outro lado, os alimentos cozidos deixam um resíduo de proteína e carboidratos não digeridos, que obstruem o sistema e criam toxinas de obstrução, que posteriormente se traduzem em acne.

Uma dieta de alimentos crus aumenta a energia, acelera a cura, reconstrói o tecido saudável e tonifica o corpo.

Em comparação com o jejum, durante uma dieta de alimentos crus, a desintoxicação é lenta. A limpeza é mais suave e as frutas e vegetais contêm muita fibra, o que ajuda a varrer o acúmulo tóxico e muco do intestino, sem a ajuda extra de enemas ou batidos de bentonite, linhaça e similares. Por outro lado, uma dieta de alimentos crus (especialmente em sua forma pura, apenas frutas e vegetais) é muito mais exigente e difícil do que um jejum rápido e curto com sucos. O desejo de outros tipos de alimentos sólidos durante uma dieta de alimentos crus é muito mais forte do que em jejum com água ou mesmo com sucos.

Existem muitas técnicas para o cultivo e preparação de refeições com alimentos crus, como germinar sementes, embeber as nozes e preparar combinações de sucos de frutas e vegetais. Existem instruções específicas sobre como comer e bater os alimentos para garantir que as vitaminas e os minerais sejam preservados.

Os grandes seguidores e adoradores da dieta de alimentos crus, têm altos níveis de energia, perda de peso drástica e melhor aparência da pele e mais radiante.

Existem várias diretrizes que devem ser seguidas para obter resultados mais efetivos durante a desintoxicação com alimentos crus:

Ater-se à frutas, vegetais, sementes, nozes e grãos.

Comer fruta apenas pela manhã.

Separar as frutas dos vegetais.

Separar os legumes com amido dos alimentos proteicos.

Mastigar os alimentos lentamente.

Parar de comer pelo menos 5 horas antes da hora de dormir.

Evitar os seguintes ingredientes: ovos cozidos, carne cozida, grãos cozidos, feijão cozido, batatas cozidas e vegetais e frutas cozidas.

Cultivar as Bactérias Benéficas

Antibióticos, Probióticos e Prebióticos

Existem centenas de espécies benéficas de bactérias que habitam o sistema digestivo. Estas bactérias vivas também são conhecidas como probióticos, que promovem a saúde e beneficiam o sistema digestivo. Eles permitem que o corpo se recupere rapidamente da diarreia, reduza o colesterol no sangue, melhore o sistema imunológico e muito mais.

As bactérias benéficas com a acne, que podem ser úteis para curar e reduzir os sintomas da acne, são completamente erradicadas pelos antibióticos usados (juntamente com bactérias que causam infecções) para matar as bactérias da acne. As bactérias da acne eventualmente desenvolverão resistência aos antibióticos e, a longo prazo, se tornarão mais vigorosas e destrutivas.

As bactérias benéficas também cobrem as paredes do trato digestivo, lutam contra parasitas, candida (equilibrando o pH no trato digestivo) e bactérias venenosas. Produzem vitamina B-12 e geralmente mantêm os intestinos limpos de placa.

Os antibióticos também causam muitos danos ao sistema a longo prazo, o que pode ser difícil de reparar. Tomando antibióticos e eliminando as bactérias benéficas você está colocando sua saúde em risco sério. O corpo estará exposto aos perigos do crescimento de candida, invasão de parasitas, deficiências de B-12, nutrientes que não serão absorvidos, alergias e estado geral de saúde do cólon. Isso pode resultar em toxinas contaminando o sangue, encontrando o caminho através da pele, resultando em agravamento da acne.

A principal razão pela qual os antibióticos são altamente destrutivos é a capacidade deles de danificar seriamente um dos órgãos de eliminação tóxicos mais importantes, o trato digestivo. Os antibióticos somente devem ser tomados em casos de infecção extrema. Em todos os outros casos, mantenha-os afastados.

Restaurar as Bactérias Probióticas Benéficas

Certifique-se sempre de que os intestinos tenham flora intestinal benéfica (probióticos) para manter parasitas e candida afastadas. Muitos estudos mostraram que os suplementos de flora não são apenas essenciais para a sua saúde geral, mas também são cruciais para combater os sintomas da acne.

As bactérias benéficas muitas vezes precisam ser restabelecidas nos intestinos, devido à água clorada, álcool, drogas e cigarros.

O termo probiótico significa "para a vida" no grego antigo. Essas bactérias benéficas são cultivadas em um laboratório e destinam-se a reequilibrar a flora do sistema digestivo. Os microrganismos probióticos passam pelo sistema enquanto ainda estão vivos e vivem nos intestinos. As bactérias probióticas também promovem boa digestão, melhoram o sistema imunológico, aumentam a resistência a infecções, evitam que bactérias nocivas se multipliquem e produzam efeitos naturais, mas sem antibióticos para combater os organismos destrutivos, como a candida.

A restauração efetiva de bactérias benéficas exige certas condições.

É necessário manter o nível de pH correto no cólon, porque o meio ácido também pode simplesmente matar as bactérias benéficas. Pode ser alcançado através do consumo de alimentos ricos em alcalinos. Para efetivamente ajudar os probióticos a sobreviver a jornada através dos ácidos do estômago para os intestinos, é necessário incluir alimentos probióticos na dieta, para ajudar as bactérias benéficas a crescer. Você também pode usar um produto que contenha organismos do solo que possam ajudar os probióticos a crescer.

Para ajudar os probióticos a sobreviver a jornada através dos ácidos do estômago para os intestinos, é necessário incluir alimentos probióticos na dieta, para ajudar as bactérias benéficas a crescer.

Ao procurar um suplemento, deve-se escolher aquele que contenha grandes quantidades de lacto bífido e um suplemento que contenha altas doses equilibradas de cactobacillus acidophilus.

Prebióticos

O fornecimento de bactérias vivas ao sistema digestivo não é tão fácil quanto parece. Ninguém pode garantir sua sobrevivência à medida que passam pelas enzimas digestivas e os ácidos do estômago nos intestinos.

É por isso que é tão importante combinar um suplemento probiótico de qualidade com alimentos prebióticos.

Foi demonstrado que as bactérias benéficas que proliferam no trato digestivo podem fazê-lo porque se alimentam de certos nutrientes encontrados em alguns alimentos. Esses alimentos podem realmente ajudar o crescimento de bactérias benéficas. Eles são chamados de prebióticos.

Os carboidratos prebióticos, também conhecidos como fruto-oligossacarídeos (FOS), são encontrados em alimentos como alcachofra, tomate, espargos, alho-poró, alho, cebola, mel e banana. Esses alimentos prebióticos devem ser combinados com suplementos probióticos de qualidade para estabelecer as condições ideais para as bactérias benéficas prosperar e ajudar o sistema digestivo a expulsar toxinas efetivamente.

Construir um Ambiente Sem Candida

Um suco de limpeza serve como uma solução parcial para matar a candida, se for limitada apenas a baixos açúcares, vegetais alcalinos sem amido, como vegetais de folhas verdes, alho, salsa, raiz de gengibre, cebola e pimentas. Pode estimular o sistema imunológico e ajudar a manter a candida inativa.

O jejum com água praticamente priva a candida de qualquer tipo de açúcar, de modo que temporariamente se torna inativa, o que permite ao sistema imunológico o tempo e os meios para erradicá-la. No entanto, matar a candida é um processo longo, e o jejum com água curto (3 dias ou menos) não será suficiente, especialmente em casos de crescimento excessivo de candida.

A candida é um organismo fúngico muito teimoso. Cresce e se alimenta de muitas maneiras, com a importante ajuda de alimentos industrializados modernos, da nutrição ocidental, do estilo de vida urbano moderno e dos produtos de baixa qualidade.

A levedura cresce quando você toma antibióticos, drogas, pílulas anticoncepcionais hormonais, porque matam as bactérias boas. Cresce a partir de alimentos parcialmente digeridos que entram no cólon quando os alimentos não são mastigados corretamente ou comer combinações de alimentos erradas.

A levedura é especialmente alimentada com açúcares refinados e alimentos com amido/carboidratos. Isso explica por que a maioria das pessoas que desejam doces é quase igual àqueles que anseiam pelo álcool.

A levedura cresce em ambientes muito ácidos, onde alimentos alcalinos não são tomados corretamente para equilibrar os níveis de pH interno. Também cresce com o estresse, porque reduz o sistema imunológico.

É preciso mais do que um fator para criar o ambiente que desenvolve organismos fúngicos como a candida.

Eliminar a candida é um processo que começa por mudar o ambiente interno onde a candida está presente. Isto é alcançado:

Alterando o pH do sangue, do ácido para o alcalino e minimizando ou eliminando temporariamente qualquer tipo de açúcar na dieta e comendo alimentos que alcalinizem o sangue, como vegetais de açúcares baixos e suco de pasto de trigo. Isso fará com que a candida teimosa esteja temporariamente inativa.

Se você tem uma infecção de candida moderada ou grave, você precisa eliminar todos os carboidratos refinados e grãos com glúten. Os cereais sem glúten, como amaranto e quinoa, podem ser comidos com moderação. Carne vermelha, todas as frutas (exceto mirtilos, limões e limas), todos os alimentos conservados e enlatados, vegetais como o milho, alimentos com levedura como cogumelos e vinagre devem ser evitados ou restritos (o vinagre de cidra de maçã é a exceção), todos os produtos lácteos (especialmente leite de vaca e leite de cabra, produtos de leite de ovelha podem ser tomados com moderação), claras de ovo, álcool e cafeína.

Nota: O melhor conselho sobre as frutas é limitar sua ingestão para 1 porção por dia de manhã. Não coma frutas como bananas ou frutas extremamente doces.

Devem ser evitadas as seguintes frutas: frutas congeladas, frutas enlatadas e frutas secas, sucos congelados, laranjas, bananas, melões.

Se você tem uma infecção grave por candida, não são permitidas frutas ou vegetais doces como cenouras e beterraba.

Tomar suplementos que promovam o sistema imunológico. (alguns dos suplementos do protocolo)

Limpar o sistema. (o protocolo com sucos cuidará disso)

A próxima coisa é restabelecer as bactérias benéficas no cólon, para combater e erradicar a candida

Fornecer alimentos prebióticos e probióticos para isso.

O último passo é tomar suplementos específicos anti-candida (absinto, noz preta, cravo, folha de oliveira, óleo de orégano).

Extrato de folha de oliva e óleo de orégano

O extrato de folha de oliveira e o óleo de orégano são muito potentes e devem ser tomados logo após o segundo protocolo de limpeza e não por mais de duas a três semanas.

O extrato de folhas de oliveira a tomar está entre 1000 mg a 2000 mg por dia.

O óleo de orégano é o óleo mais poderoso se quiser misturar com azeite ou algum outro tipo de óleo, geralmente uma parte do óleo de orégano a cinco partes de óleo de azeitona. Você deve tomar algumas gotas diariamente.

A regra básica é experimentar as doses, pois elas são extremamente potentes.

A regra de tomar suplementos anti-levedura por apenas três semanas, é que essas ervas como a maioria dos medicamentos à base de plantas trabalham em ciclos. Após duas ou três semanas deixam de trabalhar.

Recomenda-se tomar óleo de orégano por duas ou três semanas. Fazer uma pausa de duas semanas e, em seguida, tomar o extrato de folhas de oliveira por duas semanas. Fazer uma pausa de duas semanas e assim por diante. Fazer por um período de não mais de oito semanas.

Existem suplementos potentes e sofisticados, que realmente digerem celulose (da qual se compõe a candida) e mata a levedura sem o efeito de diminuição.

Deve ser tomado de acordo com as normas do fabricante ou do manipulador.

O tempo necessário para obter o máximo benefício varia porque cada pessoa tem:

Níveis de candida de diferente gravidade

Diferentes níveis de resistência do sistema imunológico

Diferentes níveis de probióticos saudáveis

Diferentes níveis de estresse

Recomenda-se um suplemento anti-candida por 30-60 dias.

Otimizar a Digestão com Hábitos Alimentares Adequados

Quando, como e por que come é muito importante na forma como o sistema digere o alimento. Uma boa digestão é muito mais importante do que a qualidade dos alimentos. A maneira de mastigar os alimentos, como combinar os alimentos que você come, o ambiente que você escolhe e o tempo gasto, são fatores importantes que determinam o sucesso do processo digestivo.

Demonstrou-se que comer mais do que o necessário, engolir os alimentos, consumir combinações de alimentos incompatíveis, juntamente com comer quando não há fome real, todos levam a uma má digestão e criam grandes quantidades de muco pegajoso.

A digestão incompleta pode levar a uma série de distúrbios e doenças como a candida, alimentos podres não digeridos na corrente sanguínea, parasitas nos intestinos causando alergias, fraqueza, dores de cabeça e a expulsão de toxinas através da pele, o que leva à acne.

Antes de entrar nos detalhes, a regra de ouro para uma saúde ideal é sempre "Respeitar os Intestinos". A seguinte é uma lista dos princípios dietéticos mais importantes para a digestão ideal.

Não beber enquanto está comendo

A água potável é importante, mas deve ser tomada entre as refeições, não com as refeições. Beber ao comer pode diluir os sucos digestivos, que são cruciais para a digestão. Acostumar-se a beber água, um pouco antes e depois de comer. Somente quando você come alimentos secos ou alimentos com pouca ou nenhuma água, você pode beber levemente para passar delicadamente pelo corpo.

Combinar corretamente os alimentos

Para simplificar, dividiremos os alimentos em dois grupos principais: alimentos concentrados de alta proteína, difíceis de digerir, como carne, ovos, queijos, cereais, legumes, nozes e amidos e os de poucas proteínas, alimentos com muita água e facilmente digeríveis, não concentrados, como frutas e vegetais.

Aqui estão as diretrizes para combinar os alimentos adequadamente:

Combinações Ruins

Evitar misturar alimentos concentrados entre eles. Causa estresse no sistema digestivo. Tentar comer apenas um tipo de alimento por refeição.

Evitar misturar frutas com alimentos concentrados. A comida concentrada retardará a digestão da fruta, resultando em sintomas de doença como toxicidade e gás.

Evitar misturar legumes cozidos com frutas.

Evitar misturar legumes com fruta com amido.

Boas Combinações

Comer vegetais crus com alimentos concentrados. Estes vão bem juntos por causa da grande quantidade de fibras e baixos níveis de açúcar nos vegetais.

Comer frutas com vegetais crus.

Comer castanhas com frutas secas

Mastigar os alimentos adequadamente

Os alimentos devem ser mastigados até obter uma papa antes de engolir. Mastigar a comida lentamente e relaxadamente. Misturar os alimentos com a maior quantidade possível de saliva e certificar-se de cortá-los o mais pequeno possível se a comida não puder ser mastigada, até se tornar uma pasta.

Não fazer exercícios imediatamente após uma refeição

Nunca é uma boa ideia fazer exercício imediatamente depois de ter terminado uma refeição. Ao fazer atividade física após uma refeição, o corpo envia o sangue do seu sistema digestivo para os músculos. Como resultado, seu sistema digestivo para, até você terminar sua atividade física. Isso causa todos os problemas já mencionados. Depois de uma refeição, você deve dar ao seu corpo tempo suficiente para digerir completamente os alimentos antes de ir à academia.

Escolher o melhor momento, lugar e humor

Embora nem sempre seja possível, você deve procurar um lugar com pouca distração e não muito barulhento para comer. Quando você come, você precisa se concentrar na comida e saboreá-la. Isso inclui não assistir TV. Qualquer distração na comida será à custa da digestão. Também é muito importante não estar em estado de estresse ou ser perturbado quando você come. Os nervos têm um grande impacto no sistema digestivo e, em um estado de estresse, a digestão será muito menos efetiva.

Comunicar-se com o corpo

Esta é uma das questões mais importantes da sua digestão e bem-estar geral. Isso pode parecer estranho, mas devemos aprender a ouvir o que o corpo tem para nos dizer. Não é uma brincadeira. O corpo tenta se comunicar, o tempo todo e de várias maneiras. Já estamos familiarizados com algumas dessas maneiras. Todos sabemos o som do estômago quando estamos com fome. A acne, como mencionado acima, é outro meio de comunicação que usa o corpo para informar que precisamos mudar algo em nosso estilo de vida.

Devemos aprender a identificar a verdadeira fome da tentação, condicionamento, tédio ou a necessidade de entusiasmo e satisfação. Quando sentimos fome, devemos nos perguntar: estou realmente com fome? Ou é só a mente nos enganando. Aprender a ouvir e se comunicar com o corpo, nos recompensa com gratidão.

Tomar Suplementos para a Pele e Equilíbrio Hormonal

Por que precisamos complementar com vitaminas e minerais?

Gostaria de poder dizer que comer saudável e consumir uma grande quantidade de alimentos alcalinos e alimentos crus ricos em enzimas proporcionará ao corpo todas as vitaminas e minerais que ele precisa. Infelizmente, não é assim. As técnicas que usamos para cultivar, conservar e preparar nossos alimentos reduziram consideravelmente a qualidade de nossos alimentos.

Os grãos não são mais germinados. Os óleos são hidrogenados e refinados e, em vez dos ricos minerais naturais da terra, que o corpo necessita, fertilizantes pobres em minerais são usados no solo onde as plantas crescem.

Como resultado, a maioria das nossas plantas contém poucos ou nenhum mineral. As plantas estão contaminadas com pesticidas e herbicidas e, portanto, nossa água. Estes produtos químicos tóxicos os privam de seus nutrientes vitais.

Para obter uma pele vibrante e saudável e para manter um corpo bem equilibrado em geral, devemos fornecer-lhe os suplementos necessários.

Suplementos Antioxidantes, Anti-inflamatórios e Equilíbrio Hormonal

O seguinte é uma lista dos suplementos mais importantes (projetados especificamente para pele propensa à acne) que devem ser tomados todos os dias. Fornecerá ao corpo as vitaminas e minerais que faltam, ajudando a reduzir seus sintomas da acne (porque alguns contribuem para a regulação hormonal e recupera as bactérias benéficas), combatem e expulsam do corpo os radicais livres e aceleram o processo de cicatrização das feridas, infecções e acne.

O melhor momento para tomar vitaminas é o final da tarde. Certifique-se também de:

Tomar as vitaminas solúveis (A, D, E, K) e EFA com gordura.

Tomar as vitaminas 10 minutos antes de comer.

Algumas das seguintes vitaminas e minerais possuem excelentes alimentos substitutivos naturais.

Se você pode comprar produtos orgânicos, você não precisa tomar todos os suplementos vitamínicos, pois esses alimentos podem fornecer a maioria dos nutrientes necessários para ter pele livre de acne.

No entanto, especialmente quando você ainda tem acne, para ter certeza ou se você é alérgico a esses alimentos, recomenda-se que tome os suplementos em vez de, ou preferencialmente, além dos substitutos.

Nota: Os óleos gordurosos essenciais devem ser tomados independentemente do que você come e da qualidade dos alimentos.

Óleos Graxos Essenciais e Acne

Uma das principais causas de desequilíbrio hormonal no corpo humano é o nível insuficiente de prostaglandinas, que são produtos químicos que ajudam a regular e direcionar hormônios. Quanto mais hormônios o corpo produz (durante a menstruação, por exemplo), mais precisa de prostaglandinas para estabilizar e regular esses hormônios. O único problema é que o corpo não produz prostaglandinas suficientes sem as matérias-primas adequadas.

Essas matérias-primas são os ácidos graxos essenciais.

Os ácidos graxos essenciais são encontrados no óleo de linhaça, peixes de água fria, como salmão, sementes de girassol, soja, borracha, nogueira e óleo de cártamo.

Omega-3, omega-6, e omega-9 são os ácidos graxos essenciais que o corpo precisa para produzir prostaglandinas. No entanto, não é suficiente consumir alimentos ricos em ácidos graxos essenciais como nozes e óleo de salmão e linho. É necessário ter o equilíbrio adequado de ácidos graxos essenciais para o corpo produzir efetivamente estas prostaglandinas.

Como uma dieta típica ocidental (mesmo uma dieta saudável) é rica em omega-6 e omega-9 (óleo de oliva, óleo de canola), mas baixa em omega-3, você obviamente precisará equilibrar sua ingestão de ácidos graxos essenciais consumindo mais óleo de peixe frio, nozes e óleo de linhaça ricos em omega-3. A proporção recomendada é 2 vezes mais omega-3 do que omega-6 e omega-9 combinados.

No entanto, existe um limite na quantidade de nozes, óleo de fígado de bacalhau ou salmão que podem ser consumidos (uma vez que podem causar deficiência de cálcio e conter mercúrio e outros metais pesados) para garantir um equilíbrio adequado.

Tomar suplementos essenciais de ácidos graxos garante que o corpo tenha todas as matérias-primas necessárias para produzir as prostaglandinas necessárias que estabilizam os hormônios.

O único recomendado é a fórmula vegetariana líquida de ácidos graxos essenciais. Eles são uma excelente fonte de ácidos graxos essenciais, os 3 óleos mágicos, linho, borracha e prímula, são processados de forma fria, orgânica e armazenados em uma garrafa escura, não expostos a oxigênio, calor ou luz solar.

A dose diária recomendada: 2-4 cápsulas de gel.

Importante: Os ácidos graxos essenciais totais são encontrados na fórmula do fabricante. Certifique-se de comprar a fórmula líquida, pois é muito melhor. Além disso, que a garrafa é refrigerada em todos os momentos.

Óleo de Fígado de Bacalhau

O total de suas necessidades diárias de ácidos graxos essenciais deve estar em uma proporção ideal de omega-3 e omega-6 de grau farmacêutico, óleo de linhaça orgânico certificado, óleo de peixe destilado molecularmente e óleo de borragem. Também contém 288 mg de omega-6 GLA por dia, omega-3 ALA, EPA e DHA, além de ácidos graxos omega-9. Os óleos vegetais, como o linho, a prímula e a borragem (em oposição aos óleos de bacalhau) têm apenas ácido linoleico.

A boa notícia é que, em um corpo equilibrado, esses ácidos são convertidos em ARA, ALA, EPA e DHA.

Omega-3, por exemplo, é convertido pelo corpo em ácido eicosapentaenoico (EPA) e ácido docosaexaenoico (DHA).

Como não podemos ter certeza se o nosso corpo pode converter esses ácidos graxos essenciais nas cadeias de ácidos graxos mais longos, pode ser necessário adicionar óleos de peixe (como salmão ou fígado de bacalhau que tenham a cadeia mais longa de EPA e DHA EFA) para obter um espectro completo do ácido graxo essencial.

Encontre um óleo de fígado de bacalhau saboroso, bom, de qualidade e bom preço.

Óleo de Borragem

Ao adicionar o óleo de borracha extra à mistura total, asseguramos um consumo adequado de ácidos graxos essenciais e a produção de hormônios anti-inflamatórios, o que produz resultados extremamente positivos em algumas pessoas, especialmente entre as mulheres que passam pelos sintomas dolorosos da síndrome pré-menstrual.

Vitaminas Complexo B

B-1 tiamina, B-2 riboflavina, B-3 niacina, B-5 ácido pantatênico, B-6 piridoxina

Estas vitaminas são principalmente responsáveis por nervos e pele saudáveis, dos olhos e de metabolizar e digerir os alimentos.

A quantidade recomendada por dia é de 50 mg cada (1 cápsula do complexo de vitamina B).

Vitamina E

É um dos antioxidantes mais poderosos disponíveis, protege o corpo contra radicais livres e que os polinsaturados sejam oxidados, a vitamina E ajuda a reparar o dano na pele e acelera o processo de cicatrização.

Encontra-se naturalmente em abacates, cenouras, aipo, alho-poró, alface, couve de Bruxelas, repolho e espinafre, farinha de trigo integral, farelo de trigo integral, grãos integrais, aveia, soja, legumes, mel puro bruto, pólen de abelha, sementes germinadas e batatas.

A dose diária recomendada é de pelo menos 400 UI sob a forma de tocoferol d-alfa seco e natural.

Vitamina A

É necessário para dentes saudáveis, gengivas, ossos, pele, cabelo e unhas. A vitamina A ajuda a pele a renovar as células da pele mais velha, de modo que tenha espaço para o crescimento de novas células da pele. Também previne a cegueira noturna, melhora a imunidade e protege contra infecções renais. Encontra-se naturalmente em ovos, fígado e leite.

O seu derivado é o beta caroteno, encontrado em vegetais, como cenouras, laranjas, pêssegos, mandarinas e mangas. O betacaroteno também é encontrado em vegetais de folhas escuras. O corpo produz naturalmente vitamina A do betacaroteno. A vitamina A ajuda significativamente na redução da acne.

Evite tomar vitamina A como um suplemento, a menos que se saiba que o corpo não possui capacidade para converter betacaroteno em vitamina A, porque os suplementos podem ser tóxicos em certos níveis. Em vez de tomar suplementos de vitamina A você deve comer muitos alimentos ricos em betacaroteno.

Zinco

É necessário para a absorção de vitamina A no sangue, o zinco cura as feridas, ajuda a formar o colágeno da pele, estimula o sistema imunológico e ajuda a usar a vitamina E. É importante para o processo de cura e prevenção da acne, porque também regula a atividade das glândulas sebáceas da pele. O zinco também é encontrado em leguminosas, soja, grãos integrais, sementes de girassol e sementes de abóbora.

Magnésio

É importante porque é um mineral raro, e é por isso que muitas pessoas têm deficiências de magnésio. O magnésio é excelente para manter a flexibilidade e o tom da pele. O magnésio também é um ótimo estabilizador de hormônios e um mineral anti-estresse dos músculos. O magnésio é principalmente encontrado em espinafres. A quantidade diária recomendada é superior a 800 mg.

Selênio

O selênio é um excelente antioxidante, que funciona bem quando combinado com as vitaminas A e E. O selênio evita que as gorduras polinsaturadas se oxidem. Também é eficaz na prevenção de doenças cardíacas, manutenção de um fígado saudável e também necessário para a elasticidade da pele. Encontra-se naturalmente em atum, cereais e nozes do Brasil.

Em doses elevadas, o selênio pode ser muito tóxico. A quantidade diária recomendada é superior a 200 mg. Cinco ou seis castanhas e nozes cruas descascadas, podem fornecer a dose diária recomendada.

Vitamina C

É um poderoso antioxidante, que protege os ácidos graxos essenciais, ajuda a absorver ferro e aumenta o efeito da vitamina E. Também acelera o processo de cicatrização. A vitamina C é responsável pela produção de colágeno, neutraliza toxinas e reduz o estresse.

Encontra-se naturalmente em pimentão vermelho, laranjas, limões, melancia, kiwi, morangos, vegetais de folhas verdes, brócolis, salsa.

Você pode obter vitamina C simplesmente consumindo frutas orgânicas como laranjas e morangos de manhã. Espremer o suco de um limão orgânico e diluí-lo com água não só fornece uma vitamina C de alta qualidade, mas também limpa o sistema quando tomado com o estômago vazio.

A quantidade diária recomendada é superior a 1000 mg.

Lecitina

A lecitina é um excelente suplemento nutricional para a luta contra a acne. Aqui estão alguns dos benefícios:

Ajuda a transmissão de mensagens entre os nervos, do cérebro.

Ajuda na absorção de ácidos graxos essenciais (também importante para hormônios balanceados e pele saudável).

Ajuda a remover a acumulação de gordura no fígado e ajuda a reparar o fígado.

Ajuda a prevenir a acumulação de colesterol no sangue.

Ajuda o corpo a absorver vitamina A e vitamina D, que são muito importantes para manter a pele saudável.

Você a pode encontrar lecitina na soja, germe de trigo, fígado, ovos e cereais. Uma das melhores fontes de lecitina são gemas de ovos crus, melhoradas com omega-3.

Se, infelizmente, você é alérgico aos ovos, você precisará tomar um suplemento líquido. A quantidade diária recomendada é de 1 cápsula.

Metano Sulfônio Metílico

É um enxofre orgânico. Sabe-se que o enxofre ajuda a acelerar o processo de cicatrização do corpo, ajudando a formação de colágeno, que é necessário para formar novas células.

O enxofre também ajuda o corpo a absorver ácidos graxos essenciais e ajuda o fígado no processo de desativação de hormônios, o que também é crucial para equilibrar os hormônios. Além disso, o enxofre pode ajudar consideravelmente a fazer manchas vermelhas na pele desaparecer.

Recomenda-se que comece com cinco a dez gramas por dia por um período de até uma semana e depois volte à dose de manutenção de 1 grama por dia.

Pode ser encontrado em pó ou em cápsulas. Escolha a forma que melhor se adapte às suas necessidades.

Nota: Os alimentos conhecidos com enxofre são: Couve de Bruxelas, repolho, feijão, cebola, alho e pimentão.

Saw Palmetto

Tradicionalmente usado para tratar a hiperplasia da próstata, o palmetto diminui os níveis do hormônio androgênico. Portanto, é muito benéfico no tratamento da acne. Geralmente é tomado entre 200-300 mg por dia com uma refeição contendo gordura.

Nota: Saw palmetto não é adequado para mulheres.

No entanto, há um substituto fantástico, que é feito
especificamente para mulheres e funciona
exatamente como o saw palmetto: Contendo uma
erva muito poderosa chamada agnus castus.

Tomar 1-2 cápsulas por dia.

Regenerador de sangue e pele.

Especialmente se você tem um caso grave de acne,
este suplemento irá efetivamente limpar e remover
as toxinas do sangue e estimular a função hepática.

Óleo de Coco

O óleo de coco é extremamente benéfico para a pele
propensa à acne. Aqui estão alguns dos benefícios:

Protege os ácidos graxos essenciais da oxidação.

Estabiliza os níveis de açúcar no sangue.

Ajuda a melhorar a função hepática, crucial para
aqueles que sofrem de acne.

Luta contra a candida e outras leveduras e parasitas
que contaminam o sangue.

Melhora a digestão.

Uma boa dica é adicionar 3 colheres de sopa
diariamente aos ácidos graxos essenciais.

Primal Defense

É uma mistura de alimentos probióticos, contendo 14 cepas de organismos do solo vegetal. Como todos sabemos, os probióticos são importantes porque, entre outros benefícios, ajudam o crescimento de bactérias benéficas e contribuem para um revestimento intestinal saudável.

Quando o revestimento intestinal é povoado por bactérias saudáveis e benéficas, ele pode combater os organismos indesejados como a candida, que contaminam o sangue e privam o corpo de nutrientes essenciais.

Nosso planeta Terra foi esterilizado com pesticidas e herbicidas, que eliminaram a maioria das bactérias e os produtos químicos agrícolas são responsáveis por destruir a maioria das bactérias benéficas em nosso corpo. Tomar probióticos diariamente é uma decisão sábia porque pode efetivamente ajudar as bactérias benéficas a crescer.

Primal Defense deve ser tomada diariamente, além de alimentos prebióticos, pois contém organismos poderosos que ajudam a estabelecer o ambiente ideal para que os probióticos floresçam.

Tomar 12 cápsulas por dia.

Resumo do Protocolo

Resumo das diretrizes anteriores para uma dieta de limpeza da pele:

A dieta deve consistir em pelo menos 75% de vegetais, brotos e frutas orgânicas cruas, vivas e de preferência, desde que você não sofra de crescimento excessivo de candida, nozes e sementes. Por simplicidade, comer apenas uma refeição cozida por dia. A ênfase deve ser em germinados de alto teor alcalino, limpeza, equilíbrio hormonal e vegetais que podem ser consumidos praticamente em quantidade ilimitada: mung germinado e alfafa, pimentas vermelhas, pastagem de trigo, etc. e legumes, como espinafre, aipo, pepino, salsa, alface, brócolis, repolho, quiabo, raiz de maca, ervas e alho.

Os sucos devem ser feitos com vegetais com baixo teor de açúcar, germinados e grama de trigo, em vez de frutas muito doces. Sucos de frutas e frutas cruas só devem ser consumidos pela manhã e devem ser rigorosamente limitados, especialmente se você sofre de infecção por candida.

Deve ser dada preferência a frutas silvestres, como os mirtilos.

Os outros 25% da dieta devem incluir os alimentos mais concentrados: 1 refeição cozinhada/cozida por dia:

Legumes, espargos, brócolis, repolho, alcachofras, espinafres e couves de Bruxelas cozidas no vapor ou levemente cozidos.

Batatas vermelhas, lentilhas, feijões, batatas doces e inhame devem ser bem cozidas, mas o consumo deve ser limitado.

Os grãos inteiros sem glúten, como trigo mourisco, quinoa, amaranto, devem ser tomados com moderação.

Arroz Basmati e vegetais de raiz.

Gema de ovo orgânico cru, peixe como salmão cru ou cozido e frango orgânico.

Limitar a ingestão diária de gordura em 25% do consumo total de calorias.

A dieta deve evitar alimentos aos quais você é alérgico. Você pode saber fazendo um teste de eliminação de dieta ou o teste de alergia pulso/sangue.

Evitar alimentos que prejudiquem a acne, que contaminam o sangue, aumentam os níveis de açúcar, criam muco e perturbam o equilíbrio hormonal, principalmente produtos lácteos, carne vermelha e óleos tóxicos. Aprenda a desfrutar dos maravilhosos substitutos que a natureza oferece.

Beber muita água filtrada ou água mineral, pelo menos 12 copos por dia.

Manter uma dieta rica em fibras com consumo de proteína limpa e uma proporção de gordura adequada, uma dieta que também deve incluir carboidratos complexos e de alta fibra.

Tomar os suplementos diários corretamente.

Seguir os princípios adequados da dieta para uma boa digestão.

Cultivar as bactérias benéficas no cólon e manter um ambiente sem candida.

Capítulo 3

Controle de estresse, Exercício, Exposição ao ar fresco, Luz solar e Otimização do sono

Estresse e Acne

Estudos recentes demonstraram claramente que existe uma forte ligação entre o estresse e a acne. Embora o estresse não seja a causa direta da acne, pode ser combinado com outros fatores, como dieta pobre, genética, etc. para agravar significativamente a acne.

O estresse estimula as glândulas suprarrenais, produzindo mais hormônios. O córtex adrenal produz hormônios masculinos como os andrógenos, que são conhecidos por estimular a glândula sebácea para produzir mais sebo, eventualmente resultando em acne. Sob estresse as glândulas suprarrenais também produzem epinefrina ou norepinefrina e epinefrina. Este hormônio acelera a taxa de metabolismo e aumenta o nível de glicose no sangue para ajudar o corpo com a situação estressante. Também provoca uma ampliação das glândulas sebáceas, o que pode contribuir para a formação da acne.

Em situações estressantes, a capacidade de cura do sistema imune diminui significativamente, resultando em processo de cicatrização, inflamações e feridas muito mais lentas, bem como a acne não cura bem.

O estresse também pode piorar o estado geral da pele. A pele aparecerá mais inflamada devido à superprodução de cortisol pelas glândulas adrenais, fazendo com que ele se torne gordura extra e promova o crescimento de bactérias e acne.

Para que as glândulas suprarrenais funcionem corretamente, todos os meios de controle do estresse devem ser usados e situações estressantes devem ser evitadas.

O estresse não pode ser completamente eliminado, pois faz parte da natureza humana e da vida moderna, mas pode ser significativamente reduzido e controlado através de técnicas de controle mental e relaxamento que ajudarão as situações estressantes extremas e nocivas decorrentes de um ambiente social moderno.

Deve entender-se que o estresse é apenas o resultado da própria percepção dos eventos e é a maneira de reagir a essas percepções. Ao mudar nossa percepção das coisas e controlar nossas mentes para reagir de forma diferente, podemos evitar a ameaça do estresse e controlar a maioria, senão todas as situações estressantes.

Este capítulo oferece várias técnicas comprovadas e muito eficazes na redução do estresse e no desenvolvimento de uma atitude positiva, importante para manter o funcionamento hormonal completo e equilibrar e alcançar uma pele saudável.

Além de incorporar essas diretrizes de controle de estresse na rotina diária, é crucial aprender a desfrutar de um sonho com qualidade.

Como se verá a seguir, existe um vínculo científico entre a privação do sono, a insônia e a acne, e um plano de aprimoramento do sono bem estruturado é fornecido que garante o sono e permanecer dormindo pelo tempo suficiente. Isso terá um grande impacto sobre a acne e ajudará a prevenir futuros surtos, o que pode ocorrer por falta de sono.

Quanto ao plano de gerenciamento do estresse, é aconselhável praticar pelo menos uma das seguintes técnicas de relaxamento diariamente. Algumas dessas técnicas e dicas podem parecer um pouco fora de lugar no início, mas você deve confiar, pois eles devem ser praticadas com devoção e convicção, e você ficará surpreso ao ver o quão bem o problema da acne melhora, bem como seu bem-estar mental e espiritual.

Meditação e Respiração Correta

O termo meditação é geralmente aplicado à prática de acalmar a mente e abri-la para vários estados de consciência. O objetivo principal da meditação é suspender todos os pensamentos para atingir um estado de calma da mente, o que finalmente leva ao estado meditativo.

A meditação visa alcançar uma maior conscientização, bem como um estado de relaxamento absoluto e saúde mental. Em um estado meditativo, chegamos a um poderoso estado consciente de identificação de nossa alma imortal e de nosso eu individual e sua relação com o espírito cósmico, também conhecido como iluminação intuitiva.

Esta ilustração baseia-se na unidade entre nosso ser individual e o espírito do cosmos, onde o ego se dissolve e o centro da existência individual torna-se claro e nítido. Na meditação, o indivíduo experimenta a paz interior da mente e tem um sentimento de flutuação com o curso da natureza, também conhecido como Tao.

A prática diária de meditação pode produzir grandes recompensas para o corpo e a alma.

A meditação pode proteger o indivíduo do estresse, que é parte integrante da vida moderna e ajuda com as mudanças e os desafios da vida moderna.

A meditação melhora significativamente a saúde, o autocontrole e a tranquilidade.

Estudos científicos sobre os efeitos da meditação mostraram um estado de relaxamento dos músculos e uma diminuição da pressão arterial durante a meditação, resultando em redução do estresse e tensão.

As ondas cerebrais exibem padrões lentos nos testes EEG dos meditadores, em comparação com estados de sono ou de caminhada.

A prática regular da meditação relaxa os sistemas nervoso e cardiovascular, musculoesquelético, glandular e digestivo.

A meditação também promove o processo de cura e aumenta a força, energia e vitalidade.

Algumas situações estressantes podem ser devastadoras para a nossa saúde, causando muita dissonância e desequilíbrio em nosso corpo. Todas as técnicas de yoga visam controlar reações a situações estressantes. Somente praticando as posturas e nada mais, você pode obter mais relaxamento e harmonia.

Grandes mudanças são experimentadas através da meditação. A autoconsciência e a auto aceitação aumentam dramaticamente. Nos deixa mais relaxados e em paz com o nosso entorno. Você aprende a identificar as emoções negativas resultantes de situações estressantes e controlar como você reage. Se desenvolve um poderoso pensamento positivo e uma melhor atitude em relação à vida.

Como Meditar

Existem várias tradições de meditação, mas todas compartilham duas técnicas básicas:

Concentrando-se na respiração

Usando um mantra, que é uma palavra ou frase repetida para entrar em um estado meditativo, que acalma e eleva a mente.

Tenha em mente que para realmente ter sucesso na meditação, você deve estar disposto a praticá-lo regularmente, diariamente. Apenas alguns minutos por dia é o que é preciso para conseguir um grande controle sobre a ansiedade e relaxar o corpo e a alma. Isso nos faz sentir mais fortes, mais coordenados, jovens e saudáveis. Desenvolve o equilíbrio pessoal e paz de espírito.

Diretrizes para Meditação

O momento ideal para meditar é no início da manhã ou antes de ir para a cama.

Encontre um lugar sem distrações, calmo e confortável. Usar roupas confortáveis e certifique-se de se sentar ou deitar-se em um lugar confortável, como o seu sofá favorito.

O tipo de postura escolhida é independente. O importante é sentar-se totalmente confortável e relaxado. Uma das posturas favoritas é a Savasana, onde você pode deitar de costas e esticar as pernas. Deixar seus pés cair para o lado e mantenha seus braços perto de seu corpo. As palmas das mãos para cima e os dedos curvos. Em geral, é melhor colocar almofadas finas atrás do pescoço.

Meditação pela Respiração

Por que respirar?

Quando o corpo está em estado de estresse, a respiração torna-se agitada e torna-se mais rápida, e o coração bate mais rápido. Quando a respiração é incorreta, respirando superficialmente com a parte superior dos pulmões ou com a respiração rápida, faz com que respiremos o nosso próprio dióxido de carbono e menos fluxo de oxigênio na corrente sanguínea. O corpo então entra em estado de estresse. Quando a respiração é rápida, o corpo assume que está sufocado, levando a ansiedade e até ataques de pânico.

A respiração profunda adequada é essencial no nível celular. Quanto mais oxigênio as células recebem, mais saudável o corpo.

Devemos aprender a respirar adequadamente, usando exercícios de respiração. A respiração adequada garante que mais oxigênio seja obtido na corrente sanguínea, acalmando a mente e ajudando as células a remover toxinas de forma mais eficaz. A respiração correta incorporada na meditação diária é um trocador de vida.

Quanto à acne, a respiração profunda faz o sistema linfático se mover e quando se move mais toxinas são expulsas corretamente.

Como Respirar Adequadamente

A respiração adequada é a respiração profunda. Quando estamos dormindo, respiramos profundamente naturalmente; então a respiração certa deve simular dormir. Quando inalado, devemos preencher os pulmões lentamente, primeiro a parte inferior dos pulmões, então a média e depois preencher a parte superior. O contrário acontece quando você expira. Primeiro, é esvaziada a parte superior, depois a média e depois a parte inferior dos pulmões. A respiração deve ser através das narinas e não da boca.

Inalar

A inalação deve ser feita em um fluxo contínuo, dividido em três partes, cada uma ligeiramente ligada às outras.

Quando você inala, primeiro deve empurrar o estômago para a frente. Tentar concentrar-se primeiro no estômago. Em seguida, deve ser ampliada a caixa torácica, e então, levantar o peito e a clavícula.

Exalar

Deixar a clavícula e as costelas expulsar o ar automaticamente. Então deve empurrar o estômago ligeiramente, para sair todo o ar para fora dos pulmões.

Exercícios de Respiração

Respiração Nasal

Os seguintes exercícios devem ser realizados várias vezes ao dia:

Fechar a narina direita com o polegar e respirar pela narina esquerda.

Inalar lentamente através da narina esquerda e contar até 4.

Fechar as narinas e prender a respiração por 16 segundos.

Seguir o mesmo procedimento com a narina esquerda fechada.

Fechar a narina direita e expirar pela esquerda.

Respiração Abdominal

Deitar de costas, relaxar e comece a respirar pelo nariz.

Exalar pela boca.

Ao inalar, tentar se concentrar na respiração e tirar o ar lentamente do abdômen.

Fazer este exercício por pelo menos 15 minutos.

Meditação pela Imaginação

Fechar os olhos e tentar tomar consciência da respiração. Pode ser conseguido concentrando-se no som da respiração, como inalar e exalar ou ouvir a frequência cardíaca.

Tentar focar os pensamentos estritamente na respiração, mas permitindo que os pensamentos venham e voltem à vontade. Não lutar contra eles. Todos os tipos de pensamentos passarão pela mente quando você respirar. Deve-se lembrar que eles são apenas pensamentos. Não os deixe distraí-lo.

Certifique-se de exalar quando os pulmões estão completamente vazios.

A respiração será suave e silenciosa. Notaremos que respiramos a um ritmo regular.

Tentar ouvir os sons que estão mais longe do corpo. Você pode ouvir os sons do vento ou das árvores.

Ir mais longe e imaginar ouvir os sons mais distantes, como o oceano. Imagine estar deitado em uma praia e sentir o suave toque da areia e a brisa no seu rosto.

Imagine que há um buraco na parte de trás onde a tensão é drenada, ou imagine um fluxo suave de água que atravessa o corpo e o purifica. Imagine a água que enche cada parte do seu corpo e depois sai pelos dedos e os pés.

Meditação com Mantra

Iniciar a técnica do mantra com exercício e regulando a respiração.

Escolher uma palavra ou frase, de preferência sem sentido como ... hmmmmm ... ou similar. Sabe-se que as palavras sem sentido distraem o pensamento menos.

Fechar os olhos e respirar naturalmente por 1 minuto antes de começar a repetir o mantra.

Tomar consciência da respiração e começar a repetir o mantra em voz alta.

Deixar os pensamentos ir e vir na vontade.

Repetir o mantra por 15-20 minutos. Na maioria dos casos, você pode entrar em um estado de relaxamento profundo.

Quando terminar, lentamente e gradualmente, mudar a postura e voltar à plena consciência.

Importância do Riso

O riso, além de ser um poderoso estimulador do sistema cerebral, respiratório e hormonal, também é muito eficaz para reduzir a pressão arterial, a depressão e, claro, é um excelente limitante do estresse.

O riso é a maneira mais fácil de se sentir bem e liberar a tensão acumulada. Sigmund Freud referiu-se ao riso como uma maneira muito segura de liberar ansiedade, raiva, medo, agressão e tensão.

A coisa mais importante sobre o riso na acne é que reduz significativamente os hormônios relacionados ao estresse, como o cortisol, que estimula as glândulas sebáceas a produzir mais gordura e leva a níveis normais.

À medida que os níveis de estresse hormonal diminuem, o sistema imunológico funciona de forma mais eficiente e, portanto, o processo de cicatrização acelera, o que afeta a cicatrização das lesões da acne.

Além disso, enquanto reduz os hormônios do estresse, o riso libera hormônios como endorfinas e neurotransmissores, o que nos faz sentir bem e nos impede de cair em um estado de ansiedade. O riso reduz o estresse de uma forma que estimula o mecanismo natural do corpo para melhorar a saúde.

Para concluir, o riso é uma ferramenta eficaz para reduzir o estresse e melhorar o bem-estar, resultando em aceleração do processo de cura e equilíbrio hormonal, levando a uma acne controlada.

Por mais pessimista que seja, a risada deve ser praticada diariamente, pois produzirá resultados notáveis. Se você pensa sobre isso, é apenas uma oportunidade. Assistir um filme divertido, ler e-mails engraçados, rir de situações que parecem loucas, do cão, do vizinho ou mesmo rir por nenhuma razão externa, só por fazer isso. Terá o mesmo efeito.

Tentar rir em voz alta várias vezes ao dia, mais tempo e mais profundamente melhor. Os resultados na pele e no bem-estar geral são surpreendentes.

O Poder Mágico do Exercício

Como sabemos, o estresse coloca o corpo em um estado de tensão, que se acumula nos músculos. O exercício aeróbio pode aliviar essa tensão. O exercício aeróbio intenso e regular também aumenta as endorfinas e os neurotransmissores que naturalmente ajudam o corpo a se relaxar.

Exercício regular incorporado em nossas vidas, como danças aeróbicas, caminhadas rápidas, natação, corrida e ciclismo, mantem sob controle nosso nível de estresse e nos ajuda a lidar melhor com situações estressantes. Participar de atividades esportivas como tênis ou basquete não é recomendado, pois também contribuem para aumentar o nível de estresse.

O exercício também pode ajudar a reduzir a acne e melhorar a condição da pele:

Ao fazer exercício moderado a transpiração limpa os poros do interior.

O fluxo sanguíneo para a pele é maior durante o exercício, de modo que ele fornece mais oxigênio para as células da pele. Além disso, o sistema imunológico é fortalecido pelo exercício. Pode acelerar o processo de cura, desaparecer as cicatrizes e evitar que apareça a acne.

O exercício melhora o funcionamento dos órgãos internos, o que ajuda o corpo a eliminar as toxinas de forma mais eficaz e mais rápida.

O exercício equilibra os hormônios novamente, que mantêm uma produção regular de sebo e, assim, reduz as chances de acne.

O exercício melhora a digestão e aumenta a flexibilidade da pele e dos músculos.

Mais importante ainda, o exercício melhora o funcionamento de todos os órgãos, incluindo os órgãos de eliminação. Isso ajuda o corpo a eliminar os resíduos de forma mais eficaz.

Fazer um hábito diário andar no ar fresco, andar de bicicleta, nadar, correr, etc.

Aqui estão algumas dicas para ajudá-lo a começar:

Consulte o seu médico para determinar o tipo de exercício mais adequado.

Evitar a propagação de bactérias através da pele durante o exercício, limpando o rosto e tomando banho antes de se exercitar e certifique-se de que a pele esteja seca. Pelo mesmo motivo, certifique-se de que a pele esteja sempre seca durante o exercício, com uma toalha e tomar um bom banho imediatamente após o exercício.

Evitar usar maquiagem durante o exercício, para evitar que as bactérias cresçam.

Usar roupas limpas, soltas e naturais, como algodão, para permitir que a pele respire e evitar que a acne piore.

Sempre lavar as roupas e toalhas após o exercício.

Comprar calçados e roupas de boa qualidade, sapatos, meias e roupas, dependendo do tipo de exercício a ser realizado.

Comece devagar. Todos os programas de exercícios inteligentes começam a partir de baixo e aumentam gradualmente a dificuldade. É aconselhável incorporar uma rotina de alongamento, aquecimento e resfriamento. Observe a experiência do exercício como um auxílio para fortalecer os músculos e permitir que o sistema cardiovascular ganhe mais resistência.

Diversificar tanto quanto possível. Alternar sempre entre os exercícios mais adequados, proporcionando assim ao corpo um treino completo. A rotina de exercícios também será menos chata.

Permanecer sempre bem hidratado durante o exercício. A água mantém os níveis dos fluidos e também fornece ao corpo o combustível que precisa para se beneficiar do exercício.

É melhor entrar em uma academia. Para se manter sempre motivado. Conhecer outras pessoas de mentalidade semelhante que compartilham os mesmos interesses e também podem ajudar com o exercício, o que ajuda a aumentar a motivação. Os companheiros também tornarão o exercício mais divertido.

O Emocionante Mundo da Fotografia

A fotografia é um mundo excitante e fascinante. A experiência emocional e mental é fabulosa, não só o material técnico.

Tirar fotografias do mundo, incluindo os entes queridos, a vida selvagem, a natureza e os objetos, podem mesmo ter um impacto profundo na capacidade de distrair e divertir-se, e longe de situações estressantes.

Tirar fotos é muito relaxante, quase meditativo.

A simples ação de olhar através de uma lente e controlar a realidade usando todos os tipos de técnicas e filtros de iluminação nos dará uma nova perspectiva sobre o mundo e nós mesmos. Vamos reduzir gradualmente os pensamentos egoístas e a concepção do mundo, começando a apreciar o fato de que somos parte do mundo, que estamos vivos e saudáveis.

Você não precisa estudar fotografia para tirar boas fotos, mas os elementos técnicos e uma boa capacidade de autocomposição contribuem muito para a qualidade final das fotos e para a experiência emocional.

Você pode estudar fotografia se quiser, ou pelo menos ir duas vezes por semana para caminhar e começar a tirar fotografias do mundo. Fornece uma maneira maravilhosa de ocupar a mente consciente e desviar os pensamentos prejudiciais e o estresse. Devemos tentar. Nunca nos arrependeremos.

Controlar o Estresse com Técnicas Mentais

É um plano para reduzir o estresse mental, visando controlar a maneira como você percebe e reage a situações estressantes. O plano é dividido em etapas listadas em ordem cronológica, do mais fácil de implementar para o mais desafiador. Embora seja recomendável seguir todas as etapas em sua ordem

natural, implementar apenas algumas dessas etapas
e incorporá-las em nossas vidas pode ter um grande
impacto na maneira como reagimos ao estresse e ao
bem-estar geral.

Fazer uma lista dos disparadores de estresse

A melhor maneira de começar a batalha pessoal
com o estresse é identificar suas fontes. É preciso
procurar e descobrir o que desencadeia ansiedade e
estresse. É provável que muitos desses gatilhos
físicos, mentais e emocionais sejam totalmente
dependentes do ponto de vista, e tampouco
devemos mudar a perspectiva ou alterar o
comportamento ao entrar em um estado de estresse
se o queremos controlar.

Muitos eventos extremos em nossas vidas podem
levar a uma situação estressante, como uma
demissão de emprego, deslocalização para um novo
ambiente, um casamento quebrado, a morte de um
amigo íntimo e outros. No entanto, os eventos
diários de nossas vidas parecem ter um maior
impacto sobre o estresse do que as grandes
tragédias do mundo. Um trabalho exigente, um chefe
hostil, problemas no casamento, dívidas e outros
podem levar a uma maior ansiedade e estresse.

O passo prático que ajudará a identificar os
problemas diários que causam estresse é listar todas

as situações que nos deixam nervosos, irritados ou frustrados. Aprofundar e tentar descobrir por que uma situação se torna estressante. Nos lembra um infeliz incidente do passado? O que é especificamente estressante de essa situação?

O objetivo é identificar os desencadeantes do estresse para posterior controle e redução.

Identificar as reações ao estresse e observá-las de fora

Existem muitos pesquisadores que afirmam que o estresse, quando reprimido por um longo tempo, pode contribuir para o câncer e outras doenças crônicas. Existem várias maneiras de expressar nosso estresse, ranger de dentes, comer demais, comer pouco, raiva, mover nossos pés, aumentar a frequência cardíaca, acordar no meio da noite, etc.

Se for feito um esforço para reduzir o desencadeamento do estresse, esses sintomas também se evaporarão de repente. Muitas vezes não somos capazes de perceber, que estamos realmente em estado de estresse. É importante listar todos os sintomas pessoais do estresse e identificá-los quando aparecem, para que você possa tomar as medidas necessárias para reduzir o estresse à medida que o experimentamos.

No entanto, não é suficiente identificar os sintomas da reação ao estresse. Para fazer uma mudança, é necessário vê-lo temporariamente de fora e observar os pensamentos do lado de fora. Eu sei que é difícil, mas devemos tentar agir como uma testemunha que relata o comportamento de uma pessoa em uma cena do crime. O homem na cena do crime é o nosso pensamento no momento do estresse. Imagine que o homem está prestes a cometer um crime e só nos podemos evitá-lo. O ponto é que os pensamentos criam a realidade e podemos optar por deixar os pensamentos, no momento do estresse, sair do controle e cometer um crime, colocar-nos em uma situação estressante e todas as suas implicações relacionadas, ou simplesmente podemos optar por evitar o crime modificando ou redesenhando os pensamentos. Se não mudarmos as circunstâncias, por que não mudar o ponto de vista. Na próxima vez que percebemos que estamos em estado de estresse, de acordo com a lista de sintomas que criamos anteriormente, observaremos os pensamentos de fora e devemos nos perguntar, como posso mudá-los?

Enfrentar e neutralizar o estresse

A ansiedade causa muitas situações de estresse, o medo de não poder cumprir nossas obrigações e tarefas. Para superá-las, as prioridades devem ser estabelecidas e as tarefas planejadas antecipadamente de acordo com a importância, limitações e prazos.

Tente fazer uma tarefa de cada vez; não tente terminar tudo de uma vez. Sempre planejar e definir metas e prazos realistas, sempre que possível.

Se você sabe antecipadamente que a rodovia para o destino estará cheia de buracos todo o caminho, podemos evitar dirigir naquela rodovia, escolher outro momento, escolher outra estrada, outro destino ou desistir da ideia naquele dia.

Se nós consumimos com sentimentos de culpa e remorso por algum evento do passado, tentar lidar com esse sentimento de frente para a origem da culpa, se possível, mas se não podemos enfrentar a fonte de culpa, temos de mudar a percepção do passado. Sim, você pode mudar o passado. Alterar o passado, aprender com os erros e seguir em frente. É simples assim.

A questão é ser mais flexível, mais razoável e mais prático. Se sabemos que uma situação é potencialmente estressante, devemos evitá-la. Isso bastará, na maioria dos casos, para reduzir o estresse. Se não puder ser evitado, devemos ser criativos e tentar encontrar uma maneira de ter uma abordagem positiva, que neutralizará a tensão.

Converter o diálogo interno negativo para positivo

Há muitos pensamentos internos que passam por nossa mente em situações potencialmente estressantes. O seguinte é um exemplo:

Linhas que me deixam louco. Se esta linha não se move nos próximos 2 minutos, eu juro que vou fazer algo drástico, ou, o quê? Já são 22:00 h.? Nunca vou terminar este ensaio. O que vou fazer? Tem que ser entregue amanhã. Nunca vou terminar. Eu estou morto.

Devemos aprender a disseminar esses pensamentos internos simplesmente substituindo o pensamento negativo pelo pensamento positivo. Identificar esses pensamentos quando eles atacam e se esforçar para encontrar pelo menos um aspecto dentro da situação externa estressante que pode ser programada e tornar-se positiva. Você sempre pode encontrar uma.

Incorporar lazer em nossas vidas

Encontrar o equilíbrio certo entre trabalhar e se divertir é fundamental para a saúde mental e para o bem-estar geral. Também é uma ótima maneira de eliminar os vários desencadeantes do estresse, que surgem de ter pouco ou nenhum tempo para dissipar a tensão e relaxar. Existem muitas maneiras de equilibrar o trabalho com atividades recreativas, que podem acalmar a mente e dissipar o estresse.

Reservar um tempo por dia para os nossos hobbies. Se você não possui um, você deve criar um. Passe mais tempo com a família, se comunique com eles e compartilhe seus pensamentos e medos. Cada dia dedicar uma hora para satisfazer as nossas necessidades espirituais, seja a escrita, a leitura, a meditação ou qualquer outra atividade criativa que nos enche de forma emocional e espiritual.

Também é importante desligar completamente do trabalho e outras questões, algumas horas antes de ir para a cama. Garante um bom descanso e uma mente balanceada.

Não suprima o estresse; fale dele

Certifique-se de não manter toda a raiva dentro. Isso é fundamental. A repressão é um poderoso criador de tensão e devemos aprender a não sucumbir a ela. Devemos aprender a conversar e falar sobre o que nos incomoda. Quando nos comunicamos com os outros sobre os pensamentos e sentimentos que nos levam à raiva e ao estresse, devemos tentar ser honestos e diretos. Fazê-lo suavemente e com calma.

Não seja agressivo ou hostil. Devemos compartilhar nossos sentimentos com os outros, sobre nós mesmos e sobre o relacionamento com eles. Isso nos ajudará a entender muitos aspectos do estresse relacionados a nós. Também ajuda a drenar a tensão acumulada entre nós e as fontes externas de tensão. Também ajuda a prevenir futuras situações de estresse.

Separar-nos dos aspectos negativos

Talvez a abordagem mais eficaz para mudar as condições externas é desenvolver uma mente individual. Muitos de nós têm uma tendência para humor e emoções em constantes flutuações e mudanças, de boa, felicidade, alegria, gratidão e satisfação ao pior, raiva, depressão, hostilidade e estresse, dependendo das mudanças externas. Ao desenvolver uma mente individual, aceitamos as coisas positivas, aceitamos as grandes coisas da vida e eliminamos os aspectos negativos simplesmente não permitindo entrar no nosso sistema e eliminá-los sem qualquer efeito sobre o nosso bem-estar.

Esta é a grande lógica do desapego, e também é prática, quando entendemos o conceito de mudar o estado mental em resposta a mudanças externas negativas. Em vez de ficar irritado e estressado por um evento externo, devemos nos esforçar para alterar nosso ponto de vista. Aceitar as coisas boas e mudar a perspectiva sobre as coisas negativas. Deixe-as fluir sem danos. Lembre-se, um problema é antes de tudo um ponto de vista, uma percepção. A mudança de percepção acaba com o problema.

Se uma pessoa se irrita com nós ou manifesta um comportamento egoísta, devemos lembrar que não são as suas palavras que podem nos prejudicar; é nosso ponto de vista de suas palavras. Temos o direito de mudar nosso ponto de vista. Ninguém pode ajudá-lo. Você só precisa mudar e deixar a negatividade evaporar.

Aceitar as coisas como elas são

Tente aceitar que coisas as que não podem ser alteradas, não podem ser alteradas. Isso parece simples, mas muitos de nós temos uma grande tendência a lutar contra os moinhos de vento ou pelo menos a nos sentir bravos e frustrados quando percebemos que há coisas que não podemos mudar. Ninguém gosta de se sentir impotente. Todos temos dependência do controle.

Deixar essa fixação pelo controle é provavelmente uma das tarefas mentais mais difíceis que teremos de enfrentar se quisermos superar o medo e o estresse. Seria prudente parar de desperdiçar a energia mental e emocional sobre coisas imutáveis em nossas vidas e da vida dos outros. Uma ótima maneira de reduzir muitas situações estressantes que podem surgir é simplesmente de essa atitude insalubre.

Plano para Otimizar o Sonho

O sono é um estado natural de descanso, quando estamos temporariamente longe de nossa consciência do mundo. O sono também é um processo de construção, quando o corpo restaura seus suprimentos de energia dizimados pelas atividades do dia. Durante o sono, o corpo rejuvenesce e se repara. Reconstrói os tecidos musculares e as células do corpo se regeneram. Durante o sono, os batimentos cardíacos e a respiração são mais lentos, a temperatura corporal baixa e os músculos se relaxam.

Clinicamente falando, foi encontrada uma estreita correlação entre insônia, incapacidade de dormir ou permanecer adormecido e acne. O sono e a pele estão intimamente relacionados. Uma boa noite de sono pode ter um ótimo efeito positivo na nossa pele; enquanto a privação do sono, além de causar reações ruins, perda de atenção, paranoia, perda de memória, risco de diabetes e muito mais, também pode piorar a condição da pele e agravar a acne.

Relação entre Privação do Sono, Insônia e Acne

A boa noite de sono funciona como um reparador, onde o corpo inicia o processo de nutrição das células da pele e elimina o acúmulo de toxinas e o metabolismo dos radicais livres. Ter uma noite ruim de sono pode retardar o processo de remoção de toxinas e causar a acumulação de mais toxinas no sangue, que pode ser posteriormente expulso através da nossa pele.

A melatonina é um hormônio natural que produz o nosso corpo à noite, o que ajuda a manter nosso sistema imunológico e a capacidade de cura. O sono inapropriado pode reduzir a produção de melatonina, diminuindo nossa capacidade de cura. Isso pode resultar em cicatrização mais lenta de lesões e manchas da acne.

A boa noite de sono diminui a ansiedade e reduz o estresse, relaxa os músculos e temos a sensação de ter eliminado a agitação da nossa vida moderna. Um sono inadequado pode ter um efeito oposto, esticar nossos músculos e sentir que nosso estresse acumulado não foi eliminado corretamente. Como sabemos, o estresse pode agravar significativamente a acne.

Quando dormimos pouco, nossos níveis hormonais aumentam. Pode resultar em estimulação excessiva das glândulas de sebo, levando a mais acne.

Tenha em mente que a maioria dos transtornos do sono, se você os tiver, desaparecem magicamente, regulando nossa dieta e fazendo processos de jejum e desintoxicação que fortalecem e limpam nosso sistema. Precisaremos de menos horas de sono, mas vamos acordar mais frescos e mais vitais do que antes.

Tempo de sono recomendado para melhorar a acne: 23:00 - 7:00, aproximadamente 8 horas por dia, em completa escuridão.

Plano para Otimizar o Sonho

Abaixo está o plano de otimização do sonho; demora um pouco de tempo, mas FUNCIONA!

Evitar refeições pesadas antes da hora de dormir. Se você está realmente com fome, tente comer frutas. A digestão leva muito tempo, então devemos parar de comer por pelo menos quatro horas antes de ir para a cama.

Evitar atividades que possam causar ansiedade antes de ir para a cama. Ir para a cama com a mente limpa. Sempre que possível, evite trabalhar em casa.

Certifique-se de que o quarto é tão escuro, confortável, quente e silencioso quanto possível. Tente eliminar quaisquer objetos ruidosos no quarto. Além disso, desconecte qualquer equipamento elétrico no quarto antes de dormir.

Exercitar-se regularmente. Melhora muito o seu ciclo de sono. No entanto, você não deve fazer exercício por pelo menos três horas antes de ir para a cama, porque nos manterá acordados.

Evitar bebidas com cafeína, álcool e outras bebidas estimulantes antes de ir para a cama. O álcool estimula a produção do hormônio noradrenalina, que é um estimulante natural.

Ir para a cama o mais cedo possível. Certifique-se de dormir quando não estiver completamente exausto. As melhores horas de sono são das 11:00 da noite às 7:00 da manhã.

Usar um simulador de nascer do sol em vez de um despertador, que é uma maneira não natural de acordar. Você pode encontrá-los em lojas de eletrodomésticos.

Parar de fumar ou minimizar. Fumar aumenta a pressão arterial e aumenta a frequência cardíaca, o que pode prejudicar o sono.

Tomar uma infusão de camomila antes de ir para a cama. A camomila contém um sedativo natural e é a bebida perfeita para tratar ansiedade, estresse e distúrbios do sono.

Tomar um banho antes de dormir.

Exposição ao sol, luz natural, todos os dias por 10 minutos. Foi provado que a mais luz natural você se expõe durante o dia, melhor se dorme à noite.

Dormir nu permite que a pele respire.

Notas sobre a Camomila

Uma infusão de camomila é simplesmente a melhor bebida para reduzir o estresse, a ansiedade e ajuda você a dormir bem. Durante 400 anos, tem sido usado por europeus para tratar a insônia, sistema nervoso, estômago, dor nas costas e muito mais.

A camomila pode ser comprada em saquinhos. Tomar pelo menos 2 xícaras por dia, e será como um feitiço mágico. É um verdadeiro salva-vidas quando se trata de controlar situações de estresse e problemas de sono.

As flores de camomila contêm sedativos naturais, que ajudam a relaxar.

No entanto, devido ao seu efeito, não é recomendado beber mais de quatro xícaras por dia. No entanto, é crucial ter camomila em nossa casa, especialmente se você sofre de stress, ansiedade, privação do sono, que pode ocorrer na acne.

Deveríamos comprar camomila agora, se não a tivermos em casa.

Luz Solar e Ar Fresco

Se você mora em uma cidade poluída, você fica a maior parte do tempo dentro de casa, você não tem plantas em casa ou vive em um clima do Sul, provavelmente não estamos recebendo a quantidade certa de luz solar e ar recomendado.

A luz solar e a exposição ao sol são essenciais para a nossa saúde, bem como para o bem-estar emocional e mental. Semelhante à dieta, nutrição adequada, exercício e sono, a exposição controlada diária moderada ao sol e quantidades suficientes de ar fresco são importantes para uma boa saúde.

A exposição à luz solar ajuda a produzir vitamina D, ajuda a perder peso, reduz o risco de câncer, ajuda o corpo a combater a asma, melhora o desempenho atlético, combate a gengivite, repara a pele, quando os raios UV penetram na pele também matam bactérias e agentes patogênicos e estimulam o sistema imunológico. A luz solar também pode ajudar o corpo a evitar condições de pele como acne e psoríase.

Semelhante à luz solar, respirar ar fresco ajuda a limpar o corpo e lutar contra as bactérias nocivas que causam acne e outros agentes patogênicos que não podem sobreviver na presença de oxigênio. Portanto, respirar ar poluído promove um ambiente onde as bactérias que causam acne e outros agentes patogênicos podem prosperar.

Respirar adequadamente é outro fundamento importante da saúde. A respiração adequada pode ajudar a reduzir o estresse e a ansiedade, equilibrar o dióxido de carbono (CO2), que por sua vez determina os níveis ácido/alcalino e ajuda a purificar e expulsar os resíduos metabólicos, um fator crucial na formação da acne.

Embora a quantidade de exposição à luz solar e ao ar fresco normalmente estejam fora do nosso controle, aqui estão algumas dicas que ajudarão a aumentar a exposição ao oxigênio limpo e a imunidade e vitaminas da luz solar:

Tomar 10-15 minutos de sol por dia, sempre sem queimar a pele porque altera significativamente a dieta.

Se você mora em um clima do Sul ou em um lugar que está sempre nubloso, você pode usar lâmpadas de luz solar com espectro completo. Essas lâmpadas imitam a luz solar e demonstraram ter o mesmo efeito benéfico que a luz natural.

Cultivar plantas em nossa casa. As plantas limpam o ar, filtrando e oxigenando o ar.

Dormir com a janela aberta sempre que possível.

Sair da cidade de vez em quando.

Pratique a respiração profunda, lenta e rítmica todos os dias.

Capítulo 4

Segredos de Cuidados da Pele — Uma Pele Limpa
e Bonita

Introdução

O cuidado da pele explicado neste protocolo
fornecerá diretrizes saudáveis, dicas e técnicas
diárias essenciais para manter sua pele limpa de
bactérias, eliminando células mortas e acelerando o
processo de cicatrização. O plano também inclui os
métodos adequados para remover espinhas, nutre a
pele naturalmente e, assim, ajuda a uma pele mais
vibrante e brilhante, sem o risco de danificar a pele
usando técnicas inadequadas ou produtos
cosméticos não naturais que causam mais danos do
que bem.

O plano de cuidados da pele com acne fornece
informações sobre os ingredientes mais eficazes
para o cuidado natural da pele e produtos seguros,
antibacterianos, antissépticos, limpadores eficazes,
esfoliantes e atratores de toxinas, beneficiando
assim a pele propensa a acne. O plano de cuidados
da pele com acne não é um tratamento para curar a
acne. Pretende-se, no entanto, o tratamento da
inflamação da acne, que pode existir durante o
período de tratamento do protocolo da acne.
Também ajudará a apagar quaisquer pequenas

imperfeições e manchas que permaneçam após o protocolo ser realizado.

Como sabemos, especialmente em casos de acne grave, leva um tempo para curar naturalmente e limpar a pele propensa à acne. Ao executar seu próprio plano de manutenção da pele sem acne, ou seguindo as diretrizes de cuidados da pele neste capítulo, a acne se tornará uma memória distante.

Uma rotina diária de cuidados da pele é importante para manter a pele limpa das bactérias, remover as células mortas e acelerar o processo de cicatrização. A limpeza agressiva e o esfregamento podem realmente ter um efeito oposto, uma vez que a pele pode ficar irritada, oleosa ou desidratada, causando o agravamento da acne. Devemos ser gentis com a nossa pele.

Evitar o uso de cosméticos convencionais de óleo mineral ou produtos à base de petróleo. Em vez disso, você deve usar apenas cosméticos naturais e simples, como óleo de árvore do chá, aloe vera, ervas botânicas e hamamélis. Tal como acontece com a dieta, a chave para o cuidado da pele é consistência e moderação.

O plano de cuidados da pele com acne é dividido em dois protocolos: manhã e tarde. Cada uma das etapas em cada protocolo pode ser consultada dentro de seu capítulo.

Foram adicionadas informações úteis sobre produtos para o tratamento natural da acne, que eu recomendo com prazer.

Protocolos Diários de Cuidados da Pele

Protocolo de Manhã

Ao acordar começar a rotina de vapor.

Limpar o rosto, bem, mas gentilmente, com sabão de óleo de árvore de chá.

Aplicar uma máscara de argila para o tratamento de cravos pretos.

Tomar um banho e usar óleo da árvore do chá de corpo para a limpeza.

Aplicar a máscara de bicarbonato de sódio.

Escovar a pele enquanto você toma banho, especialmente na fase de desintoxicação.

Aplicar o vinagre de maçã sobre as áreas inflamadas e os pontos individuais.

Aplicar o óleo da árvore do chá sobre as áreas inflamadas e os pontos individuais.

Hidratar com gel de aloe vera ou óleo de ema.

Seguir os padrões de maquiagem, se for mulher ou de barbear, se for homem.

Fazer uma sauna se estiver de férias ou um plano de desintoxicação.

Tomar um banho com sal Epsom.

Protocolo de Noite

Seguir a rotina de vapor.

Lavar e limpar o rosto com sabão de óleo da árvore do chá.

Aplicar uma das máscaras faciais.

Aplicar o vinagre de maçã sobre as áreas inflamadas e os pontos individuais.

Aplicar uma pasta de aspirina sobre as áreas inflamadas e os pontos individuais.

Hidratar com gel de aloe vera ou óleo de ema.

Tomar um banho de sais Epsom se você estiver em um plano de desintoxicação.

Aplicar vitamina E no rosto antes da hora de dormir.

Cremes Hidratantes, Esfoliantes e Purificadores Naturais

Aloe Vera

O gel de aloe vera é um excelente tratamento antibiótico calmante e muito benéfico para a pele propensa à acne. Possui propriedades antifúngicas, antibacterianas e antivirais. O gel é a parte interna da planta de aloe vera. Pode curar a pele irritada, danificada e manchas vermelhas. Acelera o processo de cura e reduz a vermelhidão e inchaço.

O suco de aloe vera também é perfeito para problemas digestivos. Pode aliviar azia, úlceras, distúrbios diverticulares e outros tipos de desconforto digestivo. Ao comprar aloe vera, certifique-se de comprar a classe mais pura que contenha pelo menos 98% de aloe vera puro.

Você pode encontrar gel até com 99% de aloe vera.

Bentonite

A bentonite, também conhecida como montmorilonite, é um pó medicinal cinzento de depósitos de cinzas vulcânicas. Os nativos americanos o chamam, ee-wah-kee, o que significa argila que cura. Uma bentonite de boa qualidade deve ter uma cor acinzentada e uma textura suave. A bentonite incha e se distende quando combinada com água e torna-se como uma esponja porosa. A argila contém minerais carregados negativamente, enquanto as toxinas geralmente possuem carga positiva.

Essa é a razão pela qual a argila tem a capacidade de atrair e absorver toxinas, metais pesados e radicais livres, como uma esponja. Usada internamente como argila líquida, a bentonite, que não é digerida pelo organismo, pode fornecer nutrientes minerais e limpar o sistema digestivo. A bentonite pode ser usada externamente para atrair e absorver toxinas dos poros da pele e limpá-los.

Óleo da Árvore do Chá

Este óleo de árvore de chá puro produzido é muito eficaz para matar bactérias e quase qualquer outro tipo de infecção da pele. Reduz a vermelhidão, remove pus e rejuvenesce a pele. Além de ser antibacteriano, é antiviral e antisséptico. Assim, o óleo da árvore do chá é um potente tratamento externo para a pele propensa à acne, pois controla os surtos da acne, espinhas e quase qualquer mancha na pele.

Nota importante: Especialmente para a pele sensível, é importante não usar a concentração 100% pura de óleo da árvore do chá. A

concentração máxima recomendada é 20% de óleo
de árvore de chá diluído com óleo de jojoba.

Sabão Orgânico da Árvore do Chá

Este sabão é um excelente depurativo e
antisséptico, antibacteriano e antimicrobiano. Sua
natureza orgânica garante uma alta concentração de
melaleuca alternifólia, ou óleo da árvore do chá ou
essência da árvore do chá.

O uso diário do sabão da árvore do chá limpa e
condiciona a pele. Este é o tratamento externo ideal
para controlar e curar a pele propensa à acne.

Sabão Orgânico de Óleo da Árvore do Chá

Um sabonete de corpo de óleo da árvore do chá
pode ser usado para limpar o corpo e o rosto. É
muito adequado para pele propensa à acne porque
também contém uma alta concentração de óleo da
árvore do chá. É antisséptico, antibacteriano e
antimicrobiano e um excelente limpador corporal e
facial para adolescentes e adultos com pele oleosa,
problemas de pele ou propensos a acne.

Vinagre de Maçã

O vinagre de maçã diluído com água pode ser muito eficaz se usado externamente em manchas, espinhas e pele oleosa.

O vinagre de cidra de maçã pode prevenir a multiplicação de bactérias de acne, ajuda a eliminar manchas vermelhas e até cicatrizes, e ajuda a pele a recuperar os níveis normais de pH.

No entanto, para pessoas com pele sensível, pode causar sensação de ardor, erupções cutâneas e vermelhidão. Para evitar isso, recomenda-se que tente primeiramente a sidra de maçã, veja as instruções do vinagre de maçã.

Máscara Devina Choice

É uma máscara cosmética completa para descascar, que contém óleo da árvore do chá, óleos essenciais e vitamina E. Esta máscara é um tratamento eficaz para espinhas, pois abre os poros bloqueados da pele. Também limpa, esfolia, acelera a cicatrização, evita a formação de comedões com suas qualidades antibacterianas, remove manchas, reduz a produção de sebo excessivo e elimina bactérias de acne. Quando aquecida, a resina gomosa forma um gel e quando aplicada na pele, as moléculas adesivas do gel penetram os poros e se aderem à sujeira e aos detritos que bloqueiam os poros. Quando a máscara seca, se pode remover.

Também atua como um hidratante poderoso, que mantém a pele hidratada e é adequada para todos os tipos de pele.

Tratamentos Pessoais de Cuidados da Pele

Limpeza da Pele

A limpeza diária da pele ajuda a pele a eliminar metais pesados e outras toxinas através dos poros da pele, usando as glândulas sudoríparas. Também é uma maneira de limpar a pele das bactérias, tirar as células mortas e revitalizar a pele.

Você deve limpar sua pele todos os dias, evitando usar produtos de cuidados da pele com produtos químicos. Esses produtos contêm vários produtos químicos agressivos que, quando absorvidos pela corrente sanguínea, produzem maior acumulação tóxica. Além disso, esses produtos químicos agressivos apenas secam a pele, eliminando os óleos naturais, o que estimula a produzir mais gordura, resultando em mais acne.

A camada ácida natural da pele tem um pH de 4-6 e quase todos os sabões têm um pH maior que 6, ou seja, são mais alcalinos que a pele, o melhor conselho NÃO é usar sabão ou, pelo menos, reduzir seu uso. Qualquer sabão com um pH maior do que a pele irá secá-la demais e estimulará as glândulas

sebáceas a produzir mais gordura, o que pode levar
à acne.

Se pretende utilizar sabão para limpar a pele, usar
com moderação e usar apenas sabões naturais e
shampoos feitos a partir de óleos naturais e de
origem natural. É importante usar produtos de
limpeza com pH neutro, sem corantes e sem
perfume. Os limpadores ideais para a acne são
aqueles destinados a pele sensível. O uso de
produtos suaves e naturais para a limpeza da pele
melhora a aparência e condição da pele.

Tratamento Facial de Vapor e Limpeza

O vapor não só abre os poros, mas também
rejuvenesce as camadas da pele e começa o
processo de limpeza.

Fazer o nosso próprio tratamento facial a vapor é tão
fácil quanto simples.

Colocar uma panela de água a ferver. Ao ferver,
reduzir o fogo e cozinhar por cerca de cinco minutos.

Colocar a panela com água sobre uma mesa, usar
um suporte. Você também pode tampar a pia do
banheiro e preenchê-la com água.

Colocar uma toalha sobre a cabeça e colocar a
cabeça na panela ou na pia. Manter seu rosto a uma

distância segura da água. Manter o rosto no vapor por 5 minutos.

Lavar o rosto com água fria.

Os poros já estão abertos e a pele macia. É hora de limpar seu rosto. O melhor produto recomendado para a limpeza da pele é o sabão natural de corpo orgânico do óleo da árvore do chá. Molhar as mãos e aplicar uma pequena quantidade de sabão de óleo da árvore do chá. Espumar e massagear o rosto com movimentos circulares suaves. Evitar o contato com os olhos.

Mantenha-o no rosto por cerca de um minuto.

Lavar com água morna.

Deve-se ter em mente que o vapor seca o rosto, o que potencialmente pode causar acne. Portanto, é crucial SEMPRE hidratar depois de usar o vapor.

Os produtos cosméticos naturais, incluindo produtos de limpeza, hidratantes, argilas e revigorantes podem ser encontrados em lojas especializadas ou na Internet.

Escovação da Pele

Escovar a pele seca ajuda a remover as células mortas da pele e abrir os poros. Também aumenta o fluxo sanguíneo para a pele e permite que o sistema linfático elimine as toxinas, pois acelera o processo de cicatrização e o rejuvenescimento da pele. Quando você escova a pele, ajuda o corpo com a limpeza de resíduos metabólicos e ajuda a controlar as bactérias, resultando em uma pele mais resistente e saudável.

Também tem outros benefícios importantes, como o fortalecimento do sistema imunológico, o aumento da renovação celular, a ajuda à digestão e reafirmar a pele.

Escovação Seca Usando uma Toalha

Um método básico, mas uma boa escovação da pele, é usar a toalha após o banho. A toalha deve ser usada sobre a pele até ficar ligeiramente avermelhada. É aconselhável mudar frequentemente as toalhas, elas podem absorver grande quantidade de toxinas.

Escovação Seca Usando uma Escova

Compre uma escova de punho longo, fácil de alcançar diferentes áreas do corpo, e que não seja sintético. A escova deve ser feita de cerdas de material natural, de modo a não arranhar a pele. Evitar usar no rosto se a escova for muito rígida. A ideia é escovar suavemente, especialmente em áreas afetadas pela acne.

Algumas Diretrizes Importantes

Devemos escovar a pele pelo menos uma vez por dia, antes de tomar banho. Certifique-se de que a pele esteja completamente seca.

Escovar a pele na direção do coração.

Cada parte do corpo deve ser escovada vigorosamente.

Iniciar pelas solas dos pés, mudar para os tornozelos e depois as coxas. Subir para o estômago e nádegas. Finalmente, escovar as mãos e os braços.

Terminando a escovação, tomar um banho morno, seguido de outro com água fria.

Lavar a escova com água pelo menos uma vez por semana e deixá-la secar bem.

Hidratação da Pele

A hidratação deve ser parte de todas as rotinas efetivas de cuidados da pele. Há uma grande perda de óleos naturais devido à limpeza diária da pele, o que a deixa seca e pode causar acne. Um bom hidratante ajudará a proteger a pele das mudanças climáticas e da exposição ao vento e ao sol.

A hidratação deve ser feita logo após o banho e com a pele limpa, porque uma pele limpa, com poros abertos, absorve melhor a umidade. Recomenda-se a utilização de um gel orgânico de aloe vera como hidratante diário. Usar antes e depois da exposição à luz solar. Outra boa alternativa é o hidratante de óleo de emu.

Aplicar um creme hidratante é simples.

Certifique-se de que a pele esteja completamente seca.

Aplicar uma quantidade do tamanho de um dedo no rosto se você usar gel de aloe vera, e uma única gota se você usar creme hidratante de óleo de emu, e fazer uma massagem suave e circular. Certifique-se de que a pele a absorve completamente.

Limpeza de Manchas e Espinhas

As manchas são espinhas suaves, inflamações e pequenas borbulhas.

Tratamento de Manchas e Espinhas

Existem muitos produtos químicos disponíveis na farmácia para limpar as imperfeições da pele. Um bom exemplo é o peróxido de benzoíla, que seca as camadas superiores da pele. Sem hidratação adequada, você pode bloquear os poros e causar mais produção de sebo para compensar a secura, o que pode levar a mais acne. Não é recomendado usar na pele qualquer produto que não seja 100% natural.

O óleo da árvore do chá é o melhor tratamento para manchas externas. Aplicar o óleo da árvore do chá sobre as áreas inflamadas e os pontos individuais.

Outra boa alternativa para tratar as manchas é usar ácido acetilsalicílico, AAS ou aspirina.

Todas as noites antes de dormir, esmagar quatro aspirinas em um copo. Adicionar uma colher de chá de água e uma colher de chá de vinagre de maçã. Misturar a pasta com o dedo e esfregar nos pontos individuais.

O vinagre de maçã diluído com água 1:9 também é muito eficaz quando aplicado em áreas inflamadas e manchas de acne.

Além disso, as máscaras de camomila resfriadas são muito eficazes para acalmar a pele irritada e a pele inflamada.

Os seguintes óleos essenciais também podem ser usados para tratar manchas e cravos, óleo de cedro, gergelim, toronja, zimbro, lavanda, palmeira rosa, patchouli, hortelã e mandarina.

Dica importante: Evite esfregar, raspar ou tocar a pele. Espremer espinhas ou cravos pode levar à infecção, o que pode causar cicatrizes.

Nota sobre as Espinhas

As espinhas são causadas por um problema interno de poros entupidos com sebo. As toxinas acumuladas no sangue, células, linfonodos, intestinos, fígado, tecidos e outras partes do corpo são os principais desencadeantes. Essas toxinas são expulsas através da pele. A substância que as espinhas são feitas é na verdade as toxinas expulsas, combinadas com o sebo. A conclusão é simples. A remoção de espinhas começa com a limpeza das toxinas do sistema, não através, por exemplo, de tiras de poros, que apenas removem a ponta da espinha, no melhor dos casos.

No entanto, uma vez que você já tem espinhas, o tratamento é vital para evitar o bloqueio dos poros, o que pode levar à acne, além de obter uma pele mais vibrante e suave.

O melhor Tratamento para Remover as Espinhas

Limpar a pele suavemente para esfoliar e expor as espinhas. Você pode usar algumas gotas de óleo da árvore do chá na água para fazer o banho de vapor e abrir os poros.

Aplicar uma máscara de argila curativa no rosto.

Aplicar gel puro de aloe vera na pele. A aloe vera tem um efeito calmante e acalmará a pele e também atuará como antibiótico.

Aplicar um esfoliante de óleo da árvore do chá na pele por seu efeito antibacteriano. Esse remédio irá apertar os poros, remover a maioria das espinhas e acelerar o processo de cicatrização.

Tratamento de Vinagre de Maçã

Aviso: O tratamento com vinagre de maçã ajudou a remover as espinhas de muitas pessoas com pele propensa à acne. No entanto, para as pessoas com pele sensível, é altamente recomendável tentar o tratamento antes de aplicá-lo no rosto.

Basta colocar uma pequena quantidade da mistura 1:9 sob o queixo, aguardar 15 minutos e ver como a pele reage. Se houver uma erupção cutânea na área ou qualquer suspeita de vermelhidão, ignorar esta parte do protocolo. Este tratamento não é adequado.

Medidas Práticas

Despejar 1 colher de sopa de vinagre de maçã puro com pelo menos 9 colheres de sopa de água em uma tigela. Pegar um cotonete e aplicar nas espinhas e áreas inflamadas.

Nota: A quantidade de água na mistura deve diminuir gradualmente para 1:5 de vinagre-água, mas não aumentar esse ponto de concentração. Afinal, o vinagre é um ácido que pode queimar a pele, especialmente a pele sensível.

Tratamento Noturno com Vitamina E

Antes da hora de dormir, aplicar o líquido das cápsulas de vitamina E no rosto. Você deve comprar cápsulas de vitamina E líquida, não seca.

Para usar o líquido no interior da cápsula, simplesmente furar ou cortar uma pequena abertura na cápsula, com uma agulha ou uma faca afiada.

Em seguida, esfregar o líquido sobre todo o rosto e certificar que ele é absorvido na pele.

A vitamina E ajuda com a inflamação das queimaduras, suaviza a pele e acelera o processo de cura. No entanto, contrariamente ao mito, a vitamina E não pode reparar o tecido cicatricial, como estudos recentes demonstraram.

Nota sobre a Vitamina E

A estrutura molecular da vitamina E é muito longa, então cada molécula individual pode obstruir os poros. É por isso que é recomendável usar quantidades muito pequenas de vitamina E pura todas as noites para pessoas com pele normal. Se você tiver uma pele sensível misturar a vitamina E com óleo de jojoba. As pequenas moléculas de jojoba penetram os poros da pele, abrem e extraem vitamina E e as colocam nas camadas mais profundas da derme, onde podem realmente beneficiar a pele.

Nota sobre a Oleosidade

Recentemente, várias pessoas que sofreram de oleosidade crônica recomendaram tomar pantotenato enquanto diminuíam a ingestão de ácidos graxos essenciais e óleo de coco. Pelo menos duas dessas pessoas relataram resultados positivos em poucas semanas. Se você sofrer de gordura excessiva, sugiro baixar a quantidade de óleo de coco para meia colher de sopa por dia e tomar apenas 1 colher de sopa de ácidos graxos essenciais enquanto tomamos pantotenato.

Tratamentos Faciais e Máscaras Caseiras

As máscaras faciais são excelentes para pessoas que sofrem de acne, espinhas e pele escamosa e seca. Com peelings faciais diárias suaves, estas máscaras feitas a partir de ingredientes naturais removem as células mortas da pele, abrem os poros, reafirmam, hidratam e esfoliam a pele, deixando a pele mais radiante e brilhante.

Ao escolher ingredientes para a máscara facial, certifique-se de usar um esfoliante natural e suave, como sal, mel, grãos macios e aveia. Evitar usar açúcar, amêndoas, pois podem infectar e danificar a superfície da pele. A argila natural também é ideal para uso intensivo na absorção tóxica, pois contém a poderosa argila de bentonita.

Usar uma dessas máscaras uma ou duas vezes por dia.

Ingredientes da Máscara de Sal Marinho:

2 colheres de sopa de sal marinho

Aplicar 2 colheres de sopa de sal marinho, massageie o rosto suavemente com um pano úmido ou com os dedos. Evitar a área dos olhos e concentre-se nas bochechas e na zona T. Deixar por 1 minuto e depois enxaguar com água fria.

Ingredientes da Máscara de Cenoura:

2 cenouras grandes cozidas

4 colheres de sopa de mel puro

Esmagar as cenouras cozidas e misturar com o mel. Aplicar sobre a pele muito suavemente. Aguardar cerca de 10 minutos e enxaguar.

Ingredientes da Máscara de Argila Curativa:

1 colher de sopa de vinagre de maçã3 colheres de sopa de argila de bentonite

Misturar a argila com o vinagre de maçã e aplicar a pasta no rosto. Fazer este exercício por pelo menos 10 minutos. Enxaguar.

Esta ação irá absorver e extrair todas as toxinas e óleos da pele e esfoliar.

Ingredientes da Máscara de Mel:

Mel puro não aquecido

Abrir os poros usando um pano com água quente aplicada no rosto. Aplicar o mel no rosto e deixar agir 20 minutos. Enxaguar com água morna, seguido de água fria.

Ingredientes da Máscara de Aveia:

1/2 xícara de água quente, não fervendo

1/3 xícara de aveia

2 colheres de iogurte natural2 colheres de sopa de mel

1 clara de ovo de um ovo pequeno

Misturar a água com aveia até engrossar a aveia. Misturar os outros ingredientes em um liquidificador e adicionar a mistura de aveia e água. Aplicar uma camada fina no rosto. Evitar a área dos olhos. Deixar atuar por 15 minutos. Enxaguar com água morna, seguido de água fria.

Ingredientes Máscara de Clara de Ovo e Limão:

2 claras de ovo. 2 colheres de sopa de suco de
limão

Esta máscara é excelente depois de abrir os poros
com a limpeza a vapor. Misturar 2 claras de ovo com
2 colheres de sopa de suco de limão recém-
espremido e aplicar a mistura ao rosto com um
cotonete. Deixar secar por pelo menos 15 minutos.
Enxaguar com água morna.

Tratamento de Bicarbonato

Esta máscara pode fazer maravilhas com a pele
propensa à acne, pois não só esfolia as células
velhas e amacia a pele, mas também traz a pele aos
seus níveis naturais de pH.

Ingredientes Necessários:

1 xícara de bicarbonato de sódio (equilibra o pH da
pele)

3 colheres de sopa de sal comum (esfolia)

1 colher de sopa de fermento em pó (suaviza a pele)

Misturar todos os ingredientes em uma tigela. Tomar
uma colher da mistura e adicionar várias gotas de
água, mas não muitas; você ainda deve sentir o sal.

Pegar a mistura com ambas as mãos e esfregar o rosto em movimentos circulares suaves por alguns minutos. Em seguida, enxaguar com água fria.

Nota:

Se a máscara irrita a pele, adicionar mais água.

Usar a máscara entre banhos de chuveiro, mas nunca durante um banho, pois pode ser irritante.

Usar a mistura duas vezes ao dia, de manhã e de tarde.

Tratamentos Exclusivos para a Pele

Óleos Essenciais

Misturar 10 ml de óleo de jojoba com 5 gotas de óleo essencial, de acordo com a finalidade e aplicar suavemente sobre a pele com um cotonete.

O óleo de patchouli melhora a textura e deixa a pele suave e lisa, o óleo de gerânio reduz o excesso de gordura ou a secura. Para as áreas vermelhas usar o óleo de lavanda.

Sais de Banho Epsom

Os sais de Epsom, o sulfato de magnésio, um mineral natural, misturado com água de banho, extrairá os resíduos ácidos através dos poros da pele. Você também pode tomar banhos de sal Epsom para reduzir o estresse.

Preparação do banho com sal Epsom.

Adicionar cerca de 450g de sais Epsom numa banheira cheia de água. Recomenda-se que comece com quantidades menores, de 150 a 300 g e adicionar gradualmente mais sais. Evitar usar sabonetes, já que os sais de Epsom não respondem bem aos sabões; que neutralizam seus efeitos. Sente-se na banheira por 15 minutos. Sair da banheira e esfregue vigorosamente a pele. Depois, recomenda-se descansar por pelo menos 2 horas.

Os banhos de sal Epsom devem ser evitados se você tiver doença cardíaca ou hipertensão arterial.

Sauna

A sauna é um método muito eficaz para remover substâncias químicas tóxicas e metais pesados do corpo, através do suor. O aquecimento dos tecidos acelera o processo de cura do corpo, melhora a circulação sanguínea e oxigena os tecidos. Em comparação com outros métodos externos de desintoxicação, a sauna é o melhor e mais rápido caminho para expulsar o acúmulo de tóxicos do corpo.

O tipo mais eficaz de sauna é o infravermelho, onde o corpo se aquece, mas o ar circundante permanece frio. Em uma sauna infravermelha, a energia produzida é mais compatível com o corpo humano e o aquecimento dos tecidos é melhor do que as saunas tradicionais, tornando este tipo de sauna muito mais efetiva como método de desintoxicação e limpeza.

É aconselhável tomar saunas pelo menos três vezes por semana nas tardes e tomar saunas diariamente quando é realizado um protocolo de desintoxicação. É importante não ficar mais de 30 minutos por sessão e beber muita água purificada antes e depois da sauna. Também é recomendado praticar técnicas de relaxamento enquanto você está tomando a sauna, como meditação ou yoga e tomar banhos longos e frios após a sauna, para ajudar a eliminar as toxinas, seguido de uma escovação da pele. Evitar qualquer tipo de sabão, pois pode obstruir os poros. Se necessário, usar apenas sabões de óleo da árvore do chá orgânicos naturais.

No final da sauna, descansar pelo menos 10 minutos.

Conselhos de Cuidados da Pele

Higiene

Regras Básicas: A menos que seja durante a limpeza ou o tratamento facial, nunca tocar a pele. Nunca espremer ou apertar o rosto. Na maioria dos casos, a infecção é disseminada, agrava a acne e causa cicatrizes permanentes.

Sempre lavar suas mãos depois de limpar, usar camisas limpas e dormir em travesseiros limpos.

Maquiagem

Conselhos

Você sempre deve escolher produtos de maquiagem à base de água e sem óleo que não bloqueiem os poros da pele. Nunca aplicar maquiagem quando suar. Certifique-se de remover completamente a maquiagem à noite. Além disso, lavar todos os utensílios de maquiagem, esponjas, escovas, etc., duas vezes por mês e deixar secar.

Duas Regras Básicas

Ao aplicar maquiagem na pele propensa à acne, há duas regras importantes para lembrar:

Usar aplicadores limpos.

Usar aplicações e hidratantes levemente.

Se a esponja ou aplicador do corretivo for reutilizado colocando o corretivo de volta no frasco após cada uso, simplesmente permite que as bactérias se multipliquem na garrafa ou na esponja. Por este motivo, você nunca deve usar o aplicador do corretor do fabricante. Em vez disso, usar um cotonete ou algodão para aplicar a maquiagem no rosto.

Se é aplicada muita maquiagem ou aplicada de forma desigual no rosto, os poros são entupidos e a formação de acne é estimulada. Sempre aplicar pequenas quantidades de hidratante e maquiagem no rosto. Fazê-lo suavemente e, mais importante, aplicar uniformemente em todo o rosto.

Barbeado

Barbear sempre o cabelo facial na direção do crescimento do cabelo. Antes de barbear, usar movimentos circulares suaves com a mão para massagear o rosto, estimular a circulação sanguínea. Certifique-se de usar uma lâmina limpa, uma máquina de barbear elétrica de qualidade é o melhor e aplicar uma loção no rosto para evitar vermelhidão e irritação. Se você sofre de acne, você deve preferencialmente reduzir seu barbeado para uma vez por semana, até que haja uma melhora significativa na acne. Quando completar o protocolo e o rosto esteja com pouca acne, barbear pode ser muito benéfico, pois remove as células mortas da pele todos os dias.

Sobre-exposição ao Sol e Acne

A exposição excessiva à luz solar direta pode danificar a pele, os raios ultravioleta produzidos pelo sol podem secar a pele, causando estimulação excessiva das glândulas sebáceas. Produzindo mais sebo, levando à acne. A acne pode piorar quando exposta ao sol, devido à desidratação da pele. Você também corre o risco de câncer de pele, acelerando o processo de envelhecimento e as rugas.

Nunca é tarde demais para começar a cuidar da pele, protegendo-a do sol. As queimaduras retardam a esfoliação da pele, devido à formação de uma camada grossa na superfície da pele, o que leva a bloquear os poros.

Dito tudo isso, recentemente os pesquisadores demonstraram que as pessoas que mantêm uma dieta saudável, eliminar fast food e consomem óleos essenciais equilibrados sofrem menos danos causados pela exposição ao sol. Além disso, ao contrário daqueles que consomem comida lixo, esses indivíduos têm a capacidade biológica de absorver os raios saudáveis do sol e se carregar com a energia elétrica do sol.

Tendo em conta o fato de que o sol ainda é um excelente estimulante da criação de vitamina D, essencial para manter a pele saudável e aumentar o oxigênio na pele, recomenda-se que tome banhos solares diários de 10 a 15 minutos, sem se queimar e se você já alterou sua dieta.

Nota sobre Protetores Solares

Estudos recentes mostraram que os protetores solares tradicionais, que contêm muitos produtos químicos tóxicos, são parcialmente responsáveis pelo aumento do câncer de pele nos Estados Unidos. Além disso, a maioria dos protetores solares não bloqueiam os raios UVA.

Se você bronzear por mais de 15 minutos, o único protetor solar recomendado é um protetor solar UV natural. Esses protetores solares contêm ingredientes 100% naturais, como cera de abelha, vitamina E e extrato de chá verde, e também bloqueiam os raios UVA, UVB e UVC.

Conclusão

Em primeiro lugar, devemos nos felicitar por fazê-lo. A triste verdade é que a maioria das pessoas simplesmente não quer dar esse salto e seguir o caminho para tratar o problema da acne. Ignoram um dos eventos mais importantes da vida: Uma mudança real é sempre o resultado de força de vontade, persistência, sacrifício e paciência. A maioria das chamadas curas atualmente disponíveis no mercado são todos aspectos diferentes do mesmo remendo ilusório. A magia é divertida, desde que seja no palco.

Como já mencionado, este livro é o resultado de mais de quatro anos de pesquisa, busca, sondagem, análise, experimentação e conversas com dermatologistas, naturopatas, curandeiros holísticos e, claro, com muitos sofredores de acne com diferentes níveis de gravidade. Alguns deles tiveram uma condição de acne muito séria. Foi um trabalho difícil, mas gratificante, e gostei de cada minuto. Ainda gosto de falar e escrever sobre isso.

Os resultados são o que mostrei neste livro, que pretende ser um protocolo esmagador e exigente, definitivamente inestimável e que realmente funciona.

Aprendemos muito aqui. Agora, sabemos exatamente o que causa a acne e o que precisa ser feito para eliminá-la e manter nossa pele limpa. Com a pele limpa, não só recuperamos nossa autoestima, mas também retorna nossa vida anterior. Pessoalmente, eu vivi o que você está vivendo agora. Eu realmente tenho muita experiência. Eu passei por momentos de angústia e desespero. Foi uma longa batalha, mas nós ganhamos. Só espero que você siga meu conselho, então você pode pôr fim a esse horrível problema que suporta.

Então, o melhor que posso dizer, é que eu aconselho você a seguir este protocolo, você não pode aceitar as mentiras dos produtos químicos, você deve tomar seu tempo, mas você deve ser persistente, ser paciente, tentar permanecer fiel aos princípios de cada plano, ao invés de ser dominado por tanta informação, você deve tentar aproveitá-lo. Afinal, é prático e incrivelmente gratificante.

Eu também recomendo fazer o protocolo, mesmo que você sofra de acne leve ou moderada. Porque, embora seja destinado a casos graves, certamente não é prejudicial para ninguém e sempre oferece ótimos resultados. Confie em mim.

Além disso, é crucial manter o plano de manutenção depois de ter feito o protocolo básico/avançado. Você deve certificar-se de que a acne é apenas uma parte escura da história. Haverá uma melhoria dramática no seu bem-estar e saúde geral, que vale a pena.

O protocolo, afinal, é um programa simples. Não é extremo. Por outro lado, se pensarmos sobre isso, nossos hábitos alimentares e estilo de vida modernos si que são. Quanto mais o protocolo é praticado, mais fácil e mais natural será, e mais beneficiará a acne.

Finalmente, eu só quero que você se lembre de que estou com você neste problema. Toda a minha experiência, meu conhecimento e minha devoção estão à sua disposição. Você pode me enviar um e-mail com perguntas ou comentários sobre o protocolo ou o livro, você pode ter dúvidas antes, durante e depois de ter feito o protocolo. Ficarei feliz em receber seus comentários. Então não hesite quando sente que precisa de uma mão amiga.

Anexo I: Como Remover as Cicatrizes

Introdução

Infelizmente, quando um problema de acne é agressivo, além de marcar com uma cicatriz emocional, a guerra da acne não termina sem vítimas. Depois de curar uma forma severa de acne, ainda restam veias de cor vermelho e cicatrizes de diferentes formas e tamanhos.

Depois da longa estrada para alcançar a pele desejada sem acne ainda enfrentamos outra batalha, recuperar a autoestima. Parece que eliminar a acne da pele definitivamente demanda, não só a eliminação da fonte da acne e manter os resultados, exige também eliminar as recordações da acne.

Muitas pessoas que sofreram acne e eliminaram ele usando os métodos deste livro, admitiram que eliminar as cicatrizes era muito importante para eles por duas razões:

Eles queriam ter uma pele limpa e clara ou, pelo menos, uma pele com um aspecto físico aceitável, que não se assemelha à pele que tinha antes da acne.

A segunda razão, que não é menos importante, é a necessidade de erradicar qualquer memória da acne de suas faces. Para muitos o acne deixou um profundo efeito emocional em sua autoestima e as cicatrizes da acne provocam recordações ruins, que desejam eliminar e afastar das suas vidas.

Alguns dizem que eles têm cicatrizes profundas nas bochechas, algumas cicatrizes pequenas na testa e nos laterais do nariz. Assim é necessário fazer isto tão rapidamente e eficazmente como possível.

Este capítulo é do meu livro Tratamento do Acne e resultado de um longo período de teste e erro e da investigação para achar um método natural, barato e efetivo para reduzir ou eliminar totalmente as cicatrizes da acne.

As cicatrizes da acne podem ser superficiais, profundas, centradas em uma área ou dispersas. Na maioria dos casos não é esteticamente desejável, pois pode provocar que a pele tenha um aspecto ferido, cansado e velho.

Atualmente existem vários tratamentos para as cicatrizes do acne disponíveis no mercado e a eleição do tratamento depende do tipo e nível das cicatrizes. A maioria desses métodos melhoram o aspecto das cicatrizes da acne, mas eles não as eliminam completamente.

Neste capítulo nós revisaremos a maioria dos métodos para eliminar as cicatrizes disponíveis no mercado, incluído as alternativas naturais, muito aconselháveis, que não só são baratas, mas também seguras e muito efetivas.

Tipos de Cicatrizes do Acne

As cicatrizes da acne são principalmente divididas em dois tipos, conforme o efeito no tecido da pele.

As cicatrizes da acne são uma forma de aumento dos tecidos, também chamadas cicatrizes queloides. Essas cicatrizes são causadas pela acumulação de colágeno na pele e elas são normalmente genéticas.

As cicatrizes da acne em forma de perda de tecido são o tipo mais comum de cicatrizes, que são divididas em vários tipos

As cicatrizes de acne atróficas ou fibróticas em forma de gelo picado. Podem ser superficiais ou profundas, mas elas são geralmente pequenas com lados escarpados. As cicatrizes de acne atróficas graves em forma de gelo picado normalmente são mais profundas e mais amplas que as leves.

As cicatrizes fibróticas são grandes cicatrizes com lados escarpados que parecem cicatrizes de catapora com margens abruptas.

As cicatrizes atróficas são cicatrizes planas que têm muitos vasos sanguíneos abaixo, tendo por resultado uma cor azulada ou violeta.

Tratamentos das Cicatrizes do Acne, fatores a considerar

O tratamento das cicatrizes sempre deve ser combinado com algum tipo de protocolo de rejuvenescimento da pele. O estado de pele ideal para o tratamento efetivo das cicatrizes da acne, é obviamente, uma pele livre de acne e que sejam cicatrizes relativamente novas.

Como previamente comentado, a maioria dos tratamentos das cicatrizes da acne melhoram a aparência das cicatrizes as suavizando e misturando com a superfície da pele. É necessário lembrar que, na maioria dos casos de cicatrizes profundas da acne, a eliminação total da cicatriz e a restauração da pele para o estado prévio é quase impossível. Porém, com alguns dos tratamentos seguidamente indicados, a melhoria pode ser espetacular e a pele pode perder seu aspecto de velha e obter uma aparência mais jovem e saudável.

O tratamento das cicatrizes do acne mais apropriado depende de vários fatores, como o tipo de pele, o tipo das cicatrizes, o sentimento sobre as cicatrizes, quanto está disposto a gastar, se está disposto a esperar que as cicatrizes desapareçam, dependendo do tipo de cicatriz ou se está com pressa em obter resultados imediatos. Também depende de como as cicatrizes afetam a nosso estilo de vida e o bem-estar emocional e mental.

Por exemplo, as cicatrizes que aparecem nas costas e no peito não respondem bem às cirurgias dermatológicas como peeling químico. As cicatrizes em forma de gelo picado não respondem bem ao tratamento com colágeno. Também deveria ser considerado a possibilidade que algum tipo de tratamento pode provocar mais cicatrização e que em algum tipo de cicatrizes a restauração completa da pele é simplesmente impossível.

Não deve esperar milagres, especialmente quando as cicatrizes são profundas. Porém, você pode aspirar a obter uma aparência física melhor e uma melhoria geral do aspecto da pele.

É importante, antes de fazer qualquer tratamento das cicatrizes, incluso os tratamentos que não requerem cirurgia, consultar um dermatologista para eliminar dúvidas e falar de nossas preocupações e expectativas.

Tipos de Tratamentos das Cicatrizes

Os seguintes tratamentos das cicatrizes da acne só deveriam ser realizados por um dermatologista profissional e só depois de uma consulta e exames sobre todos os fatores já mencionados. Eu pessoalmente nunca fiz nenhum destes tratamentos, eu só conheço as alternativas mais naturais que produzem bons resultados sem investir muito dinheiro e sem o risco de complicações.

Tratamentos Convencionais

Peelings Químicos

Pode ser efetivo para o tratamento de pequenas e grandes cicatrizes afundadas e eliminar borbulhas, com exceção das cicatrizes em forma de gelo picado e de cicatrizes fibróticas, para elas este tratamento não é adequado. Este tratamento pode ser bastante caro, pode ter complicações leves e frequentemente é necessário repetir o peeling para melhorar as cicatrizes mais profundas. Tenha em mente que os peelings químicos profundos podem eliminar totalmente a camada epidérmica da pele, o que leva a eliminação da pigmentação da pele.

Dermabrasão

A dermabrasão alcança as camadas mais profundas da pele que os peelings químicos e é mais apropriado para as cicatrizes mais profundas. Também é considerado efetivo para eliminar as cicatrizes em forma de gelo picado, quando combinado com a técnica de supressão do tecido cicatricial.

Tratamento com Laser

Este é um tratamento muito sofisticado onde o operador tem um nível alto de controle da quantidade de energia e do poder de penetração no tecido, é apropriado para o tratamento do tecido cicatricial mais complicado.

Aumento de Tecidos Macios

Destinado para a perda de tecido cicatricial. Neste tratamento o colágeno é injetado debaixo da cicatriz para a elevar até a superfície da pele circunvizinha.

Injeção de Esteroides

Este procedimento é adaptado para melhorar o aspecto das cicatrizes pela injeção de esteroides diretamente nas cicatrizes. Só um cirurgião dermatologista deve realizar este tratamento.

Soluções Naturais

Os tratamentos discutidos agora são os tratamentos alternativos que pessoalmente usei com o meu filho e com muito sucesso, sem as complicações da cirurgia ou gastar muito dinheiro. Estes tratamentos são dirigidos para ajudar à pele a se curar naturalmente por si mesma, acelerando o processo de remodelação da pele.

Óleo de Rosa Mosqueta, Óleo Essencial de Lavanda, Suco de Babosa ou Aloe Vera

Aplicar óleo de rosa mosqueta ou óleo essencial de lavanda, que tem altos níveis de óleos essenciais diretamente nas cicatrizes pode ajudar a que elas desapareçam mais depressa. É recomendado aplicar creme hidratante depois. Também pode beber suco de babosa, que pode ajudar a acelerar o processo de cicatrização da pele.

Pode ser encontrado em lojas especializadas.

Cultivo da Epiderme da Pele

Foi demonstrado que é um tratamento muito rápido e efetivo para acelerar o processo de remodelação da pele. O tratamento tem 4 níveis de esfoliação, dependendo do nível de cicatrização e quanto se deseja esfoliar a pele. Os fabricantes dos produtos têm um serviço ao cliente excelente e o preço é bastante razoável. Estes produtos são muito aconselháveis, porque eles reduzem a cicatrização significativamente e melhoram o aspecto da pele.

Este é um tratamento caseiro que pode comprar em lojas especializadas.

Óleo de Rosa Mosqueta

O óleo de Rosa Mosqueta é um excelente produto natural que reduze até as cicatrizes mais velhas resultado de imperfeições e manchas.

O óleo terapêutico de rosa mosqueta é rico em ácidos graxos essenciais. Este ácido graxo é conhecido por ajudar ao corpo a produzir prostaglandinas o hormônio estabilizador é são muito bons para a regeneração e o processo de reparação da pele.

Além de contribuir significativamente à textura e o frescor da pele, o óleo de Rosa Mosqueta ajuda a alisar o aspecto das cicatrizes e prevenir o envelhecimento prematuro da pele.

O óleo de Rosa Mosqueta também contém vitamina E e ácido trans-retinóico, que também são conhecidos para ajudar manter uma pele macia e sedosa.

Pode usar óleo de Rosa Mosqueta na face e no corpo, sobre a superfície da pele, várias vezes no dia. Colocar algumas gotas na área danificada com movimentos circulares. Os resultados significantes na redução das cicatrizes podem ser notados depois de seis semanas de tratamento diário.

Nota: Não é recomendado usar óleo de Rosa Mosqueta em pele muito gordurosa ou com acne.

Limitação de Responsabilidade

O autor não assume a responsabilidade pelos erros,
omissões ou interpretação contrário do assunto
deste livro.

Tenha em conta que as diretrizes ou recomendações
aqui presentes não substituem totalmente os
conselhos do médico. Você aceita que faz uso de
parte ou de toda a informação deste livro por sua
conta e risco. O autor não será responsável por
qualquer dano que possa resultar seguindo os
conselhos deste livro.

Se você está usando medicamentos ou você tem
dúvidas dos conselhos deste livro, consulte
imediatamente a seu doutor!